RECHERCHES
SUR LA NATURE
ET
LE TRAITEMENT
DE LA
PHTHISIE PULMONAIRE.

PRÉFACE.

TANT de remèdes contre la *phthisie pulmonaire* ont trompé l'attente publique, que l'annonce d'une nouvelle méthode curative à employer dans cette maladie ne sera reçue qu'avec défiance.

Combien, cependant, de découvertes inespérées ont été le fruit d'une longue persévérance ! Pourquoi, sur cet objet, un succès semblable ne couronnerait-il pas une semblable constance ? Pourquoi un blâme indiscret découragerait-il ceux qui se livrent à ces recherches importantes ? Puisse l'oubli des impressions défavorables produites par des essais infructueux, précéder le jugement que l'on portera de mes travaux sur cette matière !

Je ne présenterai que cette seule considération à ceux qui sont appelés à décider du prix de mon travail : sans doute ils ne se laisseront pas détourner de l'examen impartial de mes principes par des préventions contre quelques vues thérapeutiques ; préventions que, sous certains rapports, je ne désapprouve pas. Je leur demande encore cette impartialité, lorsqu'en fixant les points de contact de différentes espèces de pulmonie et de leurs modifications, j'explique pourquoi les méthodes connues, dont plusieurs peuvent bien avoir été appropriées aux divers caractères résultant des diverses espèces de cette maladie, l'ont cependant combattue si faiblement, encore qu'elle avait fait peu de progrès.

Cet examen décidera s'il ne convient pas d'échanger, au moins pendant quelque temps, des traitemens presque toujours malheureux, contre une méthode qui m'a donné le plus souvent un résultat heureux, et dont l'efficacité probable ne peut être constatée, aux yeux d'un médecin, que par une suite d'observations personnelles.

Pour épargner le temps du lecteur, je partirai du point où les maîtres de l'art ont laissé nos connaissances sur cette matière. Que pourroit-on, d'ailleurs, sur la plupart des objets que je passe sous silence, ajouter aux travaux des Morton, par exemple, des Cullen, des Reid, des Stoll et des Portal ?

Que quelqu'homme, s'élevant au-dessus des anciens préjugés, apprécie mes travaux et les fasse valoir par ses propres connaissances ; mon zèle aura obtenu sa récompense, et la publication de cet écrit aura atteint le seul but que je m'en propose.

Je ne crois pas qu'il faille me justifier de ce que j'emploie le langage le plus usité en médecine. Plusieurs auteurs s'élèvent à la vérité contre son usage; mais il me suffit s'il me rend intelligible. En avouant que notre nomenclature est souvent peu analytique, je pense que l'on en doit ajourner la réforme. On trouvera un exemple de la précipitation avec laquelle on taxe de scholastiques différentes expressions, en réfléchissant sur ce qui est rapporté dans la seconde partie de cet ouvrage, relativement à l'*âcreté* que des humeurs récemment sécrétées sont sujettes à contracter. L'on verra que cette âcreté ne devient d'abord sensible que par l'impression qu'elle fait sur les parties que ces humeurs touchent; impression dont le corps organisé seul est susceptible : et l'on pressentira les conséquences que présente ce fait, relativement à l'observation que je viens de faire.

Ribeauvillé, département du Haut-Rhin, le 12 Prairial 8.

TABLE DES TITRES.

PREMIÈRE PARTIE.

DEUXIÈME PARTIE.

RECHERCHES

SUR

LA NATURE ET LE TRAITEMENT

DE LA

PHTHISIE PULMONAIRE.

PREMIÈRE PARTIE.

Premier période de la phthisie pulmonaire, ou période inflammatoire.

ARTICLE PREMIER.

Ce que l'on entend par cette dénomination.

L'INFLAMMATION sourde et chronique du poumon, prélude ordinaire de l'ulcération qui s'établit dans cet organe, constitue le premier degré de la phthisie pulmonaire. Elle a reçu cette dénomination parce qu'elle se couvre des dehors trompeurs d'une 'bénignité apparente , sous lesquels elle conduit insensiblement à l'ulcération.

Depuis que Wienhold, ou plutôt Schrœder, guidé par des auteurs plus anciens, a fixé l'attention des médecins sur les inflammations sourdes, et depuis, surtout, que les ouvrages de Stoll ont jeté quelques traits de lumière sur celle des poumons, cette dernière affection est suffisamment connue quant à ses symptômes; elle a aussi été décrite avec exactitude par Caille, médecin français: mais sa nature particulière paraît avoir été moins bien saisie par les observateurs. De là la diversité des opinions, et sur l'essence de la maladie, et sur le traitement qui lui convient.

A R T I C L E   I I.

Opinions sur le genre d'inflammations qu'on attribue à cette maladie.

Les uns prétendent encore aujourd'hui que cette inflammation ne doit pas être considérée comme une maladie bien prononcée, et la prennent pour une pléthore locale, ou tout au plus pour une pleurésie ou une péripneumonie vraie, mais dénuée de tout caractère de gravité (à cause du petit espace auquel elle est restreinte), et qui se dissipe facilement dans un endroit du poumon, pour se reproduire dans un autre.

D'autres, et c'est le plus grand nombre, la rangent décidément dans la cathégorie qui lui est propre ; ils la regardent comme une inflammation des poumons, qui, quoique peu grave, est dangereuse parce qu'elle est cachée, et ils opposent à l'opinion des premiers, qu'il est d'ordinaire aisé de distinguer de l'inflammation la pléthore locale non accompagnée d'inflammation. Si, d'une part, l'opinion qu'ils combattent ne s'accorde en effet point avec les observations recueillies journellement sur les inflammations chroniques externes ; de l'autre, sa fausseté devient encore plus évidente, parce que, soit douleur soit oppression seule que le malade ressente à la poitrine, l'une et l'autre sont toujours fixes. Cette fixité est constatée par les observations les plus fréquentes, et ne peut être rendue problématique par la considération que, dans des cas plus rares, l'on a vu varier le siége de ces sensations. Il serait, en effet, aussi inconséquent de vouloir renverser, par quelques anomalies, l'autorité des observations qui se présentent le plus fréquemment, qu'on aurait tort, eu égard au diagnostique, de ne pas regarder cette sensation douloureuse ou cette oppression, lorsque celle-ci est seule, comme des signes généralement certains, parce qu'il y a eu des cas où on ne les a pas remarquées.

Ceux qui pensent qu'il y a inflammation, se divisent entr'eux sur la nature de l'inflammation même. Les uns, tout en reconnaissant le caractère chronique au premier période de la phthisie, le regardent cependant comme une inflammation vraie ou active, mais restreinte à une petite partie du poumon : ils fondent leur opinion sur

ce que, généralement, cette inflammation
conduit à la suppuration, et sur ce que,
selon eux, elle n'a pas de ressemblance
avec l'inflammation rhumatique. Il faut
reconnaître cependant que l'inflammation
rhumatique n'est pas la seule phlogose
connue sous le nom de fausse inflammation, et que, dans la pleurésie rhumatique aiguë, elle est aussi sujette à s'abscéder
que l'inflammation phlegmoneuse. D'autres,
enfin, lui trouvant réellement les caractères du premier degré d'inflammation,
la classent sous cette dernière espèce.

Ces opinions diverses s'accordent en un
seul point, c'est-à-dire, à regarder cette
inflammation comme légère; et les traitemens divers que ces opinions ont produits,
s'accordent aussi en ce qu'ils ne guérissent
que difficilement cette légère inflammation,
ou ne la guérissent pas du tout.

ARTICLE III.

Recherches de l'auteur sur cet objet.

Pour fixer ses idées au milieu de ce conflit d'opinions, et pour en tirer des conséquences qui puissent conduire à la guérison, il faut, sans s'arrêter aux résultats des divers traitemens usités, commencer par ranger l'inflammation dont nous parlons sous celle des espèces dont elle se rapproche en un plus grand nombre de points, puis rechercher les modifications par lesquelles elle se distingue dans l'espèce même à laquelle elle appartient.

Partant de ce principe, si l'on considère que, quoique cette inflammation ne soit pas toujours resserrée dans une petite étendue (c'est-à-dire, qu'elle réside quelquefois dans la trachée-artère, ou s'y étend), quoiqu'elle ait son siége dans un viscère d'une aussi grande importance que le sont les poumons, et particulièrement dans la membrane nerveuse de la trachée-artère et des bronches, elle ne propage guère son irritation ; que les accidens produits par l'irritation, sont d'une telle bénignité que l'existence de l'inflammation en est peu trahie : si l'on considère enfin le mode de l'influence des causes éloignées les plus remarquables sur cette inflammation , il paraît que la pleuro-péripneumonie occulte est, comme la phlogose , principalement circonscrite dans les vaisseaux secrétoires et exhalans, ainsi que dans les vaisseaux, veineux et lymphatiques, concomitans.

L'inflammation sourde des poumons est de nature chronique, comme l'inflammation rhumatique et les autres phlogoses le sont communément , parce que les vaisseaux qu'elles affectent presque exclusivement, sont doués de peu de ressort.

La douleur qu'elle occasionne est peu sensible, et en cela encore elle ne s'écarte point de la fausse inflammation ; car, si celle-ci cause quelquefois une douleur aiguë, on doit attribuer ce symptôme au siége de la maladie plutôt qu'à sa nature.

Au reste, on verra par la suite si l'on est fondé à dire que la pleuro-péripneumonie chronique s'éloigne de la fausse inflammation, en ce que les remèdes qui s'administrent avec succès dans celle-ci ne sont pas applicables à la première, ou s'il n'est pas plus exact de dire que les mêmes remèdes servent dans les deux maladies, lorsqu'ils sont employés avec les modifications nécessaires.

Mais pourquoi la fausse inflammation des poumons peut-elle, ainsi que l'inflammation phlegmoneuse, conduire à la suppuration?

Il faut avouer d'abord qu'elle succède plus souvent à l'inflammation cachée de la poitrine qu'à l'inflammation phlegmoneuse même, soit par la suite des remèdes employés d'ordinaire, soit parce que la maladie a été abandonnée à elle-même. Cependant il n'est pas extraordinaire de voir la suppuration succéder aux phlogoses; et, si l'irritation véhémente qui engendre le plus souvent la suppuration n'existe pas dans la

fausse inflammation, cette suppuration s'ef-
fectue néanmoins fréquemment dans celle
des poumons, tant à cause de la contexture
spongieuse de cet organe, qui la favorise,
que parce que, la résolution ne se faisant que
difficilement, la suppuration a le temps
de s'établir à la longue.

La résolution est entravée, par la raison
que, la réaction du système artériel étant
insuffisante, elle tend plus à maintenir
qu'à dissiper l'inflammation. L'insuffisance
de cette réaction est causée par l'inertie des
vaisseaux capillaires, augmentée, ou par la
prédisposition du malade, ou accidentelle-
ment, ou par l'état d'éréthisme, léger à la
vérité, dans lequel les vaisseaux sont entre-
tenus de différentes manières.

L'on sait que tantôt les vaisseaux con-
tractent subitement cet éréthisme par l'action simultanée de plusieurs causes occa-
sionnelles, prépondérantes; et que tantôt ce
sont les causes prédisposantes qui contribuent le plus à le faire naître, en rendant

les vaisseaux susceptibles d'en être atteints à la moindre occasion; si bien qu'il peut s'établir un foyer inflammatoire imperceptible, qui, comme cause prédisposante, se manifeste dès qu'il a reçu un développement à l'aide de quelque nouvelle cause occasionnelle.

L'on conçoit aussi que, parmi les causes antécédentes et conjointes qui entretiennent l'éréthisme une fois établi, l'on ne saurait jamais perdre de vue celles qui, comme dans l'inflammation aiguë des poumons, dépendent particulièrement du siége de la maladie. On sera convaincu de l'importance de ces dernières causes, en considérant qu'une inflammation où l'action du système vasculaire est languissante, trompe bien plus facilement les secours de l'art qu'une inflammation aiguë; et que c'est de ces causes qu'il faut déduire la rareté des succès de l'art, dans la phlogose lente des poumons, pendant que l'on obtient des succès multipliés dans la même phlo-

gose, lorsqu'elle occupe quelqu'autre partie.
Il est en effet indubitable que la commotion
excitée dans les poumons par la toux, et
notamment le contact de l'air atmosphérique
auquel la partie enflammée est exposée, y
entretiennent une irritation et une ten-
dance continuelle à la constriction des
orifices vasculaires. On n'hésitera donc pas
de regarder ce contact de l'air comme pernicieux, quand même ses effets ne seraient
augmentés ni par un excès dans la tempé-
rature de l'atmosphère, ni par les miasmes
dont l'atmosphère pourrait être chargée.

L'on parviendra sans peine à la certitude
que cet éréthisme est plus soutenu dans
l'inflammation cachée de la poitrine qu'il
ne l'est communément ailleurs, si l'on suit un
fil qui, dans des cas douteux, a souvent conduit à la vérité, c'est-à-dire, si l'on se rend
compte du succès ou de l'insuffisance des
méthodes employées contre cette maladie.

Ainsi, malgré la réaction légère du système artériel, l'irritabilité exaltée des vais-

seaux capillaires est quelquefois appaisée, quand le mal, n'ayant pas encore jeté de profondes racines, a permis d'y remédier en atténuant la matière inflammatoire et en relâchant les solides. On doit en conclure que dans ces cas, l'inflammation trop intense étant modérée, la résolution s'achève, pour ainsi dire, spontanément, à l'instar des cures spontanées de cette maladie, que l'on observe par fois, lorsque le peu de ressort vital des petits vaisseaux suffit pour dissiper une inflammation peu intense, dès son invasion.

Lorsque cette méthode, qui dissipe néanmoins l'inflammation plus active, ne réussit point, elle a au moins préparé les voies à d'autres moyens, qui encore, dans quelques cas, peuvent opérer la résolution; je veux dire à ceux qui, d'après la nature des causes éloignées, obvient aux engorgemens et dégagent les vaisseaux en y excitant des oscillations plus fortes.

Mais, si au lieu de résoudre la matière

inflammatoire, les altérans accélèrent la suppuration, et si, par conséquent, l'une et l'autre de ces méthodes échouent contre une simple phlogose, quelle en est la cause?

Je vois le défaut de la première méthode principalement dans l'éréthisme local mal éteint, combattu le plus souvent par des remèdes indirects et trop faibles pour influer sensiblement sur l'éréthisme, à cause de la réaction imparfaite du système artériel; celui de la seconde, dans l'éréthisme augmenté par les fondans, qui, incapables de diriger dûment l'action des vaisseaux, n'ont fait qu'accélérer la suppuration.

On ne révoquera pas, je crois, en doute, la ténacité de cet éréthisme, par la raison que l'opium, le plus fort des narcotiques, opposé si souvent comme palliatif à la toux, augmente ordinairement l'inflammation au lieu de la diminuer; car la nature même de ce remède, qui échauffe en général, qui resserre le ventre et augmente l'engorgement du poumon, fait voir au premier coup d'œil la cause de l'effet contraire qu'il produit.

A R T I C L E I V.

Résumé de ces recherches : essence de la maladie.

De tout ce que je viens de dire il résulte que, quelle que soit d'ailleurs sa nature spéciale, toute phlogose, dont le siége est au poumon, et dont l'étendue est assez bornée pour ne pas déterminer le système artériel au développement d'une fièvre aiguë, est caractérisée particulièrement par un froncement spasmodique opiniâtre, mais léger, qui attaque principalement les vaisseaux exhalans et absorbans de la membrane nerveuse dont sont enduits intérieurement les organes de la respiration. C'est ce froncement spasmodique, constamment entretenu ou renouvelé par les causes locales, qui rend la résolution plus ou moins difficile, selon le degré de force que lui imprime la coïncidence des causes éloignées.

ARTICLE V.

Traitement.

Première indication, ou première règle thérapeutique générale, déduite principalement des modifications que l'inflammation reçoit des causes locales.

Ce principe étant, je pense, clairement démontré, l'on sentira facilement que, pour compléter le traitement du premier période de la phthisie pulmonaire, on doit remédier, sans relâche et dans tous les cas, à la contraction spasmodique des vaisseaux de la partie enflammée, et que, vu l'insuffisance des moyens indirects pour arriver à ce résultat, cette indication doit être considérée comme la plus essentielle, et être associée à toutes les autres, à moins que la vigueur de la maladie ne soit telle qu'elle approche d'une vraie pleuropéripneumonie.

Je ne veux cependant pas donner à entendre que l'on n'a pas employé quelquefois, et plus fréquemment même dans ces derniers temps , pour le traitement du premier période de la phthisie pulmonaire, un procédé qui pouvait, comme on le verra plus bas, remplir cette indication ; je désire seulement qu'on la prenne plus généralement en considération : je désire démontrer la nécessité indispensable d'y satisfaire, quelle que soit l'origine de l'inflammation chronique ; faire reconnaître les causes de l'insuffisance des autres indications, lorsqu'on s'attache à elles seules, et déterminer le choix des moyens les plus propres à remplir celle dont je parle, et sur laquelle je dirige surtout l'attention des gens de l'art.

Pour parvenir à cette fin (et d'autant plus qu'il ne s'agit pas de combattre l'inflammation vraie), il faudra choisir dans la classe des remèdes qui diminuent l'irritabilité et amortissent l'extrême sensibilité des nerfs, je veux dire dans la classe des narcotiques, ceux qui, donnés à doses réfractées, ne peuvent ni trop échauffer, ni trop détendre le ressort des fibres (1).

L'aconit m'a paru, depuis nombre d'années, réunir les caractères les plus propres à produire cet effet.

Toutes les fois que dans les ouvrages de médecine il est question de ce remède, on entend l'aconit napel *(aconitum napellus L.)*. Cependant Kœlle (2) nous apprend que dans la pratique on fait plus souvent usage de quelques autres espèces, moins rares, d'aconit à fleurs bleues, et dont la vertu est absolument la même que celle de l'aconit napel, tel que *l'aconitum tauricum, neomontanum, cammarum L.* ; il assure même que Stœrck ne s'est servi que de ce dernier pour ses essais.

______

(1) Il ne peut être question ici que de l'inflammation qui n'est pas accompagnée de quelque maladie aiguë.

(2) Koelle, Speciligium observationum de aconito. Erlang. 1788.

La vertu narcotique de toutes ces espèces est suffisamment connue; elle a fait ranger l'aconit parmi les poisons végétaux les plus actifs : mais, ainsi que d'autres poisons, cette plante a son utilité médicinale; et, lorsqu'elle est prescrite dans une proportion sage, elle n'occasionne au plus que des accidens légers, qui avertissent qu'on ne doit pas en augmenter la dose.

L'inaltération du pouls, et l'absence de tout symptôme qui annonce quelque impression donnée à la circulation du sang, prouvent que ce remède, employé avec modération, n'est pas échauffant; et si, pris immodérément ou essayé sur des animaux, il a excité des inflammations, cette circonstance prouve seulement qu'un remède héroïque n'a d'effets funestes qu'en raison de l'excès de son emploi.

Au reste, quelque générale que soit l'opinion qui attribue à l'aconit une âcreté capable d'enflammer la langue et les lèvres, je n'ai pu, non plus que Kœlle, découvrir cette âcreté excessive dans les feuilles de cette plante , qui seules doivent être employées comme médicament. Plusieurs personnes, qui en ont fait l'essai avec moi, n'en ont ressenti sur la pointe de la langue qu'un picotement léger, à peine sensible chez les uns, et plus ou moins durable chez les autres. J'observe de plus que ces essais ont été faits sur des plantes sauvages de l'*aconitum cammarum L.*, cueillies dans le temps de la fleur : réitérés depuis sur de jeunes plantes, provenant des premières, ils ont donné un résultat parfaitement identique.

Lorsque l'aconit est réduit en poudre, il n'excite le plus souvent aucune sensation sur la langue. Cette remarque a déjà été faite par Reinhold (1); et, si le contraire a été avancé par Stœrck , ainsi que par Kœlle , qui n'attribue d'âcreté qu'à la plante sèche, je crois que cette différence tient

____

(1) Dissert. de aconito napello. Arg. 1769, p. 11.

plutôt aux variétés individuelles de l'organe du goût, qu'à la force plus ou moins intense des plantes cultivées sur des terrains très-différens, tant par la nature du sol que pour le climat. Je fonde mon opinion sur ce que l'aconit cueilli dans nos environs, et celui provenant de la Suisse ou des contrées occidentales de l'Allemagne, m'a toujours présenté les mêmes effets, tant sur la langue que pris intérieurement.

Si l'âcreté excessive de l'aconit existe donc, comme il paraît, moins dans la réalité que dans l'imagination égarée par les rapports des anciens, et si ses propriétés délétères, lorsqu'il est pris immodérément, doivent être attribuées exclusivement à son principe narcotique, on ne peut lui contester une vertu accessoire irritante, qui, loin de le faire rejeter comme médicament, augmente au contraire ses forces curatives, ainsi que je le démontrerai en parlant de la troisième indication.

On pourrait déjà regarder, comme confirmée par l'analogie, la propriété que possède l'aconit d'abattre l'irritabilité maladive dans l'inflammation cachée des poumons; car les essais multipliés que Stœrck a faits sur ce remède, qu'il a tiré de l'oubli, prouvent son efficacité dans les inflammations rhumatiques et les tumeurs glanduleuses, et, par conséquent, dans des cas où sa vertu salutaire doit être déduite surtout de son principe anti-spasmodique.

Je n'entreprendrai point ici d'examiner jusqu'à quel point l'expérience a prouvé la possibilité de résoudre, par l'aconit, ces tumeurs, parmi lesquelles Stœrck compte même les invétérées, les squirreuses et les carcinomateuses. Il ne paraît pas moins étrange que cette résolution doive avoir été opérée par de petites doses de l'extrait de cette plante, et qu'elle ait été accompagnée de sueurs très-abondantes; effet que l'aconit, donné même en substance, produit peu fréquemment à un tel degré de force. Si cependant on ne

peut refuser toute croyance à ce célèbre
praticien et à tous ceux qui, après lui, ont
vu céder à l'efficacité de l'extrait d'aconit,
non-seulement les inflammations rhumatiques et les engorgemens des glandes provenant d'un levain scrofuleux, mais encore
la phthisie provenant d'une humeur rhumatique, lorsqu'elle n'était encore que dans le
premier degré ; et si, d'un autre côté,
Portal (1) assure avoir guéri cette dernière
maladie en administrant l'extrait d'aconit à
la dose d'un quart de grain, une, deux et
même trois fois par jour; n'est-on pas fondé
à croire que ce remède doit être employé
avec succès, pour dissiper l'inflammation
occulte et chronique de la membrane qui
tapisse intérieurement la trachée-artère et les
bronches, et pour résoudre, non-seulement
la tumeur semblable aux engorgemens des
glandes, que l'inflammation engendre dès
qu'elle établit son siége au poumon (car

____

(1) Observations sur la nature et sur le traitement de la
phthisie pulmonaire. Paris 1792, p. 283.

il paraît évident que les tubercules ne sont composés, en grande partie, que de tumeurs inflammatoires), mais encore les glandes bronchiques récemment enflammées ? Par une conséquence de ces faits, n'est-il pas également évident que, lors même que l'inflammation est invétérée, ce remède doit toujours être considéré comme un auxiliaire correctif de la plus haute importance, en ce qu'il modère l'activité de certains altérans ?

Les éloges pompeux que quelques étrangers ont faits des vertus de l'aconit, nous dispensent donc aussi peu de la nécessité d'examiner impartialement et avec scrupule les effets de cette plante, que les relations exagérées, qui nous ont été transmises de son âcreté excessive et piquante, et de sa force délétère, doivent nous détourner légèrement de son emploi. Puissent cependant ces relations servir d'épouvantail aux empiriques, et faire tomber de leurs mains un remède que sa vertu narco-

tique ne doit faire employer qu'avec circonspection !

Quant au premier période de la pulmonie, le résultat des recherches déjà faites
sur la possibilité des effets de l'aconit,
engagera, sans doute, le médecin éclairé
et humain qui ne voudra pas abandonner
à leur triste sort les malheureux affligés de
cette cruelle maladie, à s'assurer de la
réalité même de ces effets; et bientôt,
sans doute, l'expérience l'engagera à employer habituellement l'aconit, dont il aura
reconnu la vertu éminente dans l'affection
dont il s'agit, et la supériorité sur l'opium,
prescrit si souvent et sans scrupule comme
palliatif, quelque funestes qu'aient été,
dans la plupart des cas, les suites de son
emploi.

Mais, pour s'assurer des heureux effets
de l'aconit, il ne suffit pas d'en employer
l'extrait seulement. L'action du feu communique, il est vrai, une plus grande
âcreté à cette préparation; mais aussi elle

fait évaporer une partie de sa force ano-
dine : la propriété narcotique de l'aconit,
réduite en vertu calmante par la légèreté
de la dose, n'est jamais plus sensible que
lorsqu'on fait usage de la plante même,
et que l'on n'en prescrit que peu à la fois,
cependant à plus forte dose qu'on ne le
fait communément pour l'extrait.

En observant une sage progression dans
l'augmentation de la dose, sa vertu narcotique ne se fait remarquer que par des
accidens très-légers, qui indiquent que les
doses sont assez fortes : c'est, par exemple,
un fourmillement sur la pointe de la langue,
dans le nez et dans les doigts, accompagné
d'une sensation de froid et d'un certain
engourdissement dans ces parties, de légères
attaques de vertige ou de maux de tête.
L'accident le plus fâcheux que j'aie remar-
qué sur un malade qui, impatient de
guérir, avait pris le double de la dose
prescrite, fut un vertige un peu considérable, qui, cependant, céda bientôt à

quelques cuillerées de vinaigre que je lui
fis avaler.

Pour satisfaire donc à la première indication, on administrera, sans hésiter, aux
adultes, de deux en deux heures, un décigramme (deux grains) d'aconit réduit en
poudre, et l'on n'aura à craindre aucun des
accidens indiqués ci-dessus. Si, cependant,
l'on craignait que la chaleur du climat
n'ajoutât à l'intensité de ce remède, rien
n'empêcherait d'en commencer l'usage par
de plus petites doses, à moins qu'on ne
préférât de ne se servir que de plantes produites sous un climat plus modéré; on les
augmenterait tous les deux jours d'un demi-
décigramme, jusqu'à ce que le mal dimi-
nuât (ce qui tarde rarement), ou que quelques-uns des accidens, dont il vient d'être
fait mention, annonçassent que les doses
sont assez fortes. En suivant cette progression, la prise entière d'un jour peut s'élever
souvent à trois grammes (un gros) avant qu'on
ne remarque rien de fâcheux; mais ordi-

nairement il n'est pas nécessaire d'aller jus-
que-là, parce que le succès du traitement
dépend en outre de l'attention que l'on
porte aux autres indications.

La ciguë, que Stœrck a également sou-
mise à ses recherches, est le remède qui
approche en général le plus de l'aconit :
elle est moins narcotique que celui-ci ;
mais l'emploi fréquent qu'on en fait dans
diverses maladies, suffit pour nous faire
présumer, par analogie, qu'elle ne doit
pas être inutile dans celle dont nous parlons. On s'en sert souvent, et avec succès,
non-seulement dans l'inflammation rhumatique, mais aussi dans la coqueluche
et dans les écrouelles. Ryan assure que
Cullen la recommandait, dans ses leçons
publiques, contre la phthisie tuberculeuse :
aucun des deux ne l'a essayé. L'argument
le plus concluant pour son efficacité dans
l'inflammation lente des poumons, se tire
des effets salutaires qu'en ont obtenus
Viventius dans la toux rhumatique, Kortum

dans les tubercules scrofuleux non enflammés, et Hufeland (1) dans le premier période même de la phthisie scrofuleuse. C'est de sa vertu calmante que cet illustre médecin déduit son efficacité dans cette dernière affection, et en général dans toutes les maladies scrofuleuses inflammatoires, même accompagnées d'un peu de fièvre.

Quoique moins propre que l'aconit à dissiper le spasme, la ciguë doit être considérée comme un auxiliaire précieux, tant que l'aconit ne sera pas cultivé plus abondamment, et que la crainte d'en manquer fera une loi d'en user avec ménagement.

L'extrait de cette plante devant sa principale vertu à la poudre à laquelle on l'unit, le moyen le plus efficace est de l'administrer en substance, ainsi que l'aconit, mais en doublant la dose, et en observant dans son emploi graduel les précautions prescrites pour celui de l'aconit.

____

(1) Hufeland, über die Scrofel-Krankheit; Jena, 1795, p. 235.

La jusquiame, prônée par tant d'autres
pour sa vertu salutaire dans la toux spasmodique, m'a été d'une moindre utilité que
l'aconit; moins, peut-être, par l'insuffisance
de sa force narcotique que par la faiblesse
de son principe irritant : aussi Harles (1)
prétend que c'est un des narcotiques les
moins irritans, et en conséquence, dans
l'hémoptysie accompagnée d'éréthisme, il
recommande l'extrait de cette plante, mais
surtout son huile cuite. Il donne de l'extrait la dose de deux à cinq grains; quant
à l'huile cuite, il la fait mêler à deux tiers
d'huile d'amande ou d'olive, et fait prendre,
trois fois par jour, trois à quatre cuillerées
à café de ce mélange. Il prépare cette huile
en faisant cuire deux onces d'herbe de
jusquiame, fraîchement cueillie et pilée,
avec huit onces d'huile d'olive. Il est
cependant à remarquer que Stœrck a déjà
conseillé l'extrait de jusquiame en pareil

----

(1) Hufeland , Journal der practischen Heilkunde ;
Vol. IX, P. 2, p. 5o.

cas, et que d'anciens auteurs ont déjà vanté la semence de cette plante.

La douce-amère a été aussi employée avec fruit, par rapport à sa vertu légèrement narcotique, non-seulement dans les inflammations rhumatiques et dans les écrouelles, mais encore dans la phthisie tuberculeuse : elle mérite, pour cela, d'être placée à côté de l'aconit et de la ciguë, non pas précisément comme indispensable au commencement du premier période, mais parce qu'au défaut de l'aconit on peut la combiner utilement avec la ciguë, après que le sentiment d'oppression à la poitrine a disparu en plus grande partie.

Mais avant que d'administrer les remèdes narcotiques, il faudra observer avec soin s'il n'y a pas lieu à l'évacuation des premières voies. Les symptômes de saburre sont une contre-indication qu'il est essentiel d'écarter, non-seulement au commencement du traitement, mais encore par la suite, chaque fois qu'on a occasion de l'observer; encore faut-il avoir l'attention de n'employer que les purgatifs les plus doux.

Seconde indication que présentent les rapports de la cause prochaine avec l'inflammation en général.

Seconde règle générale.

Quoiqu'il faille reconnaître que les remèdes dont nous avons parlé plus haut n'agissent pas uniquement, mais principalement, comme antispasmodiques, souvent l'inflammation disparaît après qu'on a satisfait à cette première indication, pourvu, toutefois, qu'on observe le régime essentiellement requis dans toutes les maladies inflammatoires.

Je ne prouverai pas longuement la nécessité d'un régime exact pour obtenir la guérison d'une inflammation dont le siége est placé dans un viscère aussi noble, et qui oppose continuellement, par la nature de ses fonctions, des obstacles à la résolution.

Le malade doit se contenter d'une nour-

riture légère et presque entièrement com-
posée de végétaux, du moins tant qu'on
n'observera point de décroissement dans
les symptômes de la maladie; et il doit en
général s'abstenir de tous les alimens trop
nourrissans, âcres ou indigestes : la quantité
même des alimens permis doit être réglée
proportionnellement au degré de l'inflammation. Il doit renoncer à l'usage de toute
boisson tant soit peu échauffante ou froide,
et au tabac. Quant au mouvement, au som-
meil, à l'excès des passions, à la contention
de l'esprit, à l'air et à l'habillement, il
doit éviter tout ce qui pourrait refroidir,
échauffer et augmenter l'engorgement des
poumons.

Il serait inutile, sans doute, d'insister
sur tous ces points, que je ne fais qu'effleu-
rer, si malheureusement on ne s'en écartait
journellement, et si, entre autres exemples
que je pourrais citer, un médecin très-
estimable n'avait adopté, il y a peu de
temps, dans le traitement d'un malade

célèbre, un procédé contraire, qu'il a rendu public.

Mais ce n'est pas une chose aisée que de convaincre de l'absolue nécessité du régime la plupart de ceux qui sont affectés de cette maladie : ni les représentations pressantes du médecin, ni les soins de l'amitié vigilante, ne suffisent, le plus souvent, pour contenir le malade insouciant dans les bornes prescrites ; il y en a même que des récidives peuvent à peine rendre dociles.

C'est ce qui a fait dire à Falconer : « Lorsque l'état du malade nous donne « l'espoir le plus fondé d'une guérison pro- « chaine, nous ne devons point nous pres- « ser de lui en faire part, mais plutôt le « laisser dans une certaine inquiétude sur « son sort. On a vu souvent, dans des « pulmonies compliquées d'hémoptysie, de « très-grands maux résulter de l'empresse- « ment avec lequel des amis bien inten- « tionnés, mais peu éclairés, ont annoncé « au malade qu'il était hors de danger. Par

« de semblables annonces les esprits vitaux,
« déjà trop animés, reçoivent une nouvelle
« impulsion, la circulation du sang est
« accélérée, la fièvre et l'hémoptysie aug-
« mentent, et, ce qui est un inconvénient
« plus grave encore, le malade devient
« moins ponctuel à observer les ordon-
« nances salutaires du médecin. »

C'est encore l'imprévoyante légèreté attachée à cette maladie, qui fait que ceux qui en sont affectés tardent communément à invoquer les secours de l'art. Les auteurs qui ont fait cette remarque, en attribuent la cause au sentiment de bien-être que le malade éprouve d'ailleurs; et, certainement, il peut y contribuer beaucoup : mais, si on songe qu'à l'époque même de l'ulcération du poumon, et jusqu'à la fin déplorable de la maladie, on trouve encore des traces sensibles de cette légèreté, et si l'on considère d'un autre côté la facilité avec laquelle le malade se laisse emporter par ses passions, on voit clairement que cette légèreté, cette indocilité et cette effervescence ne sont que les effets variés d'une mobilité, ou d'une disposition à toutes sortes d'écarts, dont la source est le foyer d'irritation établi dans les poumons.

Cette disposition désordonnée peut, au reste, être aperçue d'avance à la croûte couenneuse qui couvre le sang de ces malades.

Ces deux effets, l'un moral et l'autre physique, sont donc également la suite naturelle d'un état d'irritation continuelle, qui, dès le premier période, embrasse, jusqu'à un certain degré, toute l'économie animale.

C'est une chose digne de remarque, que cet état d'irritation subsiste encore long-temps après la guérison ; il continue même à se manifester, ainsi que la croûte couenneuse, pendant plusieurs années, surtout si le rétablissement a été pénible et tardif. De là l'exaltation des facultés intellectuelles, que l'on observe généralement chez tous ceux qui relèvent de la phthisie, et, chez ceux d'entre eux qui sont bien nés, ces traits touchans d'un bon cœur et ces saillies intéressantes d'un esprit agréable. C'est sans doute aussi par suite de ce développement des facultés, qui se fait déjà sentir pendant la maladie, que les médecins se sont plaints souvent de ce que les personnes les plus aimables sont le plus communément affligées de cette maladie. Les mêmes causes produisent un effet bien opposé chez des hommes vicieux : alors elles ajoutent encore à la violence de leurs penchans, et à la moindre contradiction elles produisent l'explosion soudaine d'une fureur maniaque, surtout s'ils sont livrés à l'arrogance, passion qui est le germe le plus ordinaire de la folie. Incapables de déguiser la perversité de leur cœur, ils ne savent plus ménager ceux même dont ils reçoivent les soins; et plus ils leur doivent, plus est furieuse l'explosion avec laquelle ils semblent se décharger du poids de la reconnaissance. L'on me pardonnera cette digression, si c'en est une. J'ai dû, en m'occupant du sort des phthisiques, recommander à ceux qui les environnent une circonspection nécessaire, même dans la convalescence ; et si, en réveillant leur prudence, je ne puis leur sauver des scènes révoltantes, je leur aurai épargné au moins le danger de la surprise dans des cas que, pour l'honneur de l'humanité, la nature devrait rendre encore plus rares.

Règles applicables en raison de l'intensité accidentelle de l'inflammation.

Il ne suffit pas toujours, pour obtenir la guérison de l'inflammation lente des poumons, d'observer le régime dont je viens de parler, ni même de satisfaire à la première indication : le traitement anti-phlogistique devient souvent indispensable comme seconde indication, si des circons-tances particulières n'en ont pas déjà exigé l'usage antérieurement aux remèdes indiqués plus haut. Il le devient en tout ou en partie, d'abord en raison de la pléthore, puis en raison du caractère de gravité que prennent quelques-uns des symptômes de la maladie (soit que le malade ait des mouvemens fébriles ou non), surtout si l'influence des causes antécédentes et conjointes est assez forte, ou la durée de la maladie assez longue, pour que l'inflammation se soit enracinée.

Le traitement antiphlogistique devient d'autant plus urgent dans le cas où la maladie, portée à un degré de véhémence peu ordinaire, exige la réunion de tous les moyens qui peuvent concourir à diminuer l'irritation, soit par l'atténuation des fluides, soit par le relâchement de la fibre, et ne permet de considérer les autres indications qu'après que l'inflammation a perdu de sa violence.

Après avoir déterminé avec méthode la première indication, et développé les moyens d'y satisfaire, qu'il me soit permis d'exposer plus succinctement ce qu'il me reste à dire dans cette première partie.

Si, d'un côté, les signes de pléthore ou d'engorgemens considérables des poumons exigent ordinairement des saignées rapprochées; d'un autre côté, de petites saignées sont également indiquées sans pléthore, sans congestions considérables, et sans le développement violent de tous les symptômes de la maladie, lorsque l'un ou l'autre de ces symptômes (tel, par exemple, que les picotemens ou l'oppression à la poitrine, la toux, l'enrouement et des maux de tête) devient plus sensible, qu'il résiste aux remèdes, ou reparaît après quelqu'intervalle de relâche.

Il est seulement à remarquer que la croûte pleurétique du sang n'indique point que les saignées doivent être réitérées. L'apparition, souvent constante, de cette croûte long-temps après la guérison (croûte qui alors, comme pendant la maladie, ressemble le plus souvent à celle qui couvre le sang tiré dans les inflammations rhumatiques), prouve combien des saignées, ordonnées d'après cette fausse indication, épuiseraient inutilement le malade.

Chez les personnes qui sont d'une complexion délicate, on remplace les saignées par l'application sur la partie souffrante de ventouses ou de sangsues; procedés connus pour rappeler, par leur application aux environs des émonctoires taris, le flux de sang naturel ou habituel.

On satisfait au surplus à cette indication par des boissons tièdes, délayantes et légèrement nitrées, auxquelles, si une acrimonie quelconque domine dans la masse des fluides, on associe des remèdes enduisans, administrés sous la forme la plus convenable.

On y satisfait encore par l'inspiration de la vapeur d'eau chaude, sans qu'on puisse cependant en attendre les importans succès que Mudge lui attribue ; par la contre-irritation qu'excitent les vésicatoires appliqués sur la région douloureuse de la poitrine, ou plutôt, selon Portal, sur la partie latérale de la poitrine, ou bien le long de la partie interne du bras ; par les bains de pieds, et principalement par les demi-bains tièdes, recommandés par Portal, Simmons et Abernetty. L'effet de ces demi-bains est de rétablir les fonctions de la peau, dont le commerce intime avec la perspiration des poumons, et la part active qu'elle prend dans cette maladie, ont été démontrés jusqu'à l'évidence par le dernier de ces auteurs. On y satisfait enfin par les lavemens émolliens, lorsqu'il y a constipation.

Troisième indication, déduite de l'espèce d'inflammation dans laquelle la maladie doit être rangée.

Cependant l'atonie des petits vaisseaux, augmentée par la maladie, résiste souvent à tous ces efforts, quoique secondés d'ailleurs par l'effet irritant des humeurs stagnantes. En se bornant à ces moyens on attendrait vainement une résolution parfaite. On parviendra dans ce cas au but que l'on se propose, c'est-à-dire, à la résolution de la matière inflammatoire, et on remédiera également aux resserremens spasmodiques, si, en ne cessant d'effectuer ce qui est prescrit par la seconde indication, et, en continuant à réprimer les faux mouvemens des vaisseaux par l'usage non interrompu des calmans, on sollicite aussi les vaisseaux à une réaction plus forte, capable de briser la matière lymphatique visqueuse, épaisse et obstruante, et de l'expulser autant par la propre force des vaisseaux, que parce qu'on a provoqué une secrétion plus abondante, qui facilite l'expectoration ; qu'on a ranimé la fonction absorbante des vaisseaux lymphatiques, et qu'on a fait cesser la crispation des vaisseaux cutanés.

Parmi ces remèdes il y en a qui concourent avec les calmans à diminuer l'irritation qui existe dans la partie enflammée, en opérant une irritation plus forte dans les premières voies : plusieurs d'entr'eux divisent directement les humeurs : il s'en trouve même qui joignent à tous ces avantages celui de corriger, d'une manière spécifique, divers levains qui avaient produit l'inflammation.

Troisième règle générale.

C'est encore l'aconit, dans la proportion que j'ai déterminée plus haut, qui, de tous les remèdes fondans, m'a paru le plus propre à cette fin, quoiqu'il ne suffise pas toujours par lui-même : à l'avantage dont je parle, il réunit celui de convenir dans tous les cas. Le principe stimulant qu'il contient, et qui n'agit que légèrement lorsque l'aconit est donné à petites doses, lui mérite une juste préférence sur les végétaux de la même classe, qui sont purement narcotiques, et ne font qu'augmenter l'inertie des vaisseaux, ou qui possèdent d'autres propriétés accessoires peu convenables. L'aconit réduit en poudre, quoique dépouillé en grande partie de sa force stimulante primitive, en conserve cependant encore assez pour agir d'une manière satisfaisante : son action très-prononcée sur l'atonie des vaisseaux, et le retour de l'appétit qu'il procure d'une manière presque toujours sensible, en sont une preuve incontestable.

La ciguë contient un principe stimulant semblable, et c'est de là, en partie, qu'elle tire, ainsi que l'aconit, la faculté de détruire plusieurs causes éloignées de l'inflammation des poumons, comme celles qui proviennent des affections rhumatiques, herpétiques et scrofuleuses.

Règles adaptées aux différences accidentelles, qui tiennent principalement aux sous-espèces de l'inflammation.

Parmi les stimulans qui sont prônés comme sédatifs, parce qu'ils agissent principalement en contre-irritans, je distingue l'ipécacuana : prescrit à petites doses, il n'excite que des nausées sans vomissement, et agit d'une manière beaucoup plus douce que d'autres remèdes analogues, dont je parlerai plus bas. Il peut être combiné avantageusement avec les remèdes désignés pour remplir la seconde indication , à laquelle on doit accorder la priorité, lorsque l'hémoptysie se joint à l'inflammation, soit comme cause efficiente, soit comme effet. Tant que l'expectoration est moins sanguinolente, et que le retour de l'hémoptysie est à craindre, l'ipécacuana peut aussi concourir utilement avec les remèdes désignés pour remplir la première indication.

Les antimoniaux, dont je crois cependant devoir exclure le vin antimonial, et en général les teintures d'antimoine, sont plus actifs que l'ipécacuana : outre qu'ils sont un altérant des plus efficaces , ils possèdent une vertu chimiquement dissolvante; c'est pour cela qu'ils conviennent très-bien lorsque la pléthore locale est suffisamment dissipée. Je préfère à toutes les préparations de ce métal l'oxide d'antimoine sulfuré rouge *(kermès minéral)*, parce que, donné à petites doses,

il est efficace sans trop exciter au vomissement ni aux évacuations par les selles.

C'est à l'expérience, plus encore qu'au
raisonnement, à prouver combien les antimoniaux , combinés avec les calmans ,
peuvent être utiles dans l'inflammation qui
provient de rhumes négligés ; dans celle qui
succède à la pleurésie, à la péripneumonie,
aux fièvres exanthématiques, et aux fièvres
en général ; et dans celle qui reconnaît pour
cause les humeurs acrimoneuses dont il a
été fait mention plus haut, ainsi que des
humeurs répercutées. Il est des cas où
l'inflammation , au lieu d'avoir engendré
les tubercules, survient à des tubercules
qui préexistaient depuis long-temps sans
qu'aucun symptôme alarmant ait trahi leur
présence ; alors les antimoniaux ne sont
pas d'un moindre secours, puisque l'origine
de ces sortes de tubercules est la même
que celle de l'inflammation , et qu'ils n'en
diffèrent qu'en ce que leur influence est
d'abord si peu sensible qu'on ne s'aperçoit

de leur présence que lorsque le mal est déjà invétéré et plus rebelle au traitement.

La scille, et surtout le miel scillitique, ont été employés dans les mêmes cas avec beaucoup de succès.

Quoique la nature fasse peu d'efforts pour surmonter l'inflammation cachée des poumons, il est néanmoins le plus souvent très-facile d'en procurer la résolution avec un petit nombre de moyens curatifs, qui, comme nous venons de le voir, tendent au même but par des voies diverses : mais il est souvent difficile d'extirper le mal lorsqu'il a jeté de profondes racines, ou d'en prévenir le retour.

Les symptômes qui indiquent que tous les tubercules n'ont point été parfaitement fondus, sont l'exténuation ultérieure du malade, et le dépérissement de ses forces. Ces deux symptômes ne se décèlent, à la vérité, que peu à peu, et d'une manière presque imperceptible. Le malade toussaille, sa voix se casse par intervalle, et il n'éprouve plus que rarement de légéres oppressions, accompagnées quelquefois de picotemens à la poitrine. Ces symptômes deviennent surtout sensibles lorsqu'il se donne quelque mouvement violent, lorsqu'il monte ou descend, lorsqu'il est couché sur le côté, ou dans une attitude inclinée, qui antérieurement lui faisait le plus souvent ressentir son mal; enfin, après les repas, qui lui font aussi, quelquefois, naître des chaleurs au visage et à la paume des mains.

On est obligé, en ce cas, d'avoir recours, soit à un stimulant plus énergique, et qui combatte d'une manière plus spécifique certaines causes éloignées, soit à d'autres remèdes fondans, légèrement toniques. L'usage doit en être continué jusqu'à parfaite guérison, à moins que le retour plus prononcé de l'inflammation, provoqué par un accident quelconque, n'oblige de le suspendre, pour reprendre des remèdes moins actifs.

Un pareil procédé est justifié non-seulement par la considération que l'inflammation a presque totalement disparu, mais encore par l'action calmante de l'aconit, qui doit toujours continuer à faire une partie essentielle du traitement.

Cependant on voit quelquefois résister à tous les efforts de l'art des tubercules squirreux, ou d'autres, qui, sans que l'expectoration ou quelque cause antécédente l'ait encore indiqué, contiennent une substance caséeuse, calculeuse ou calcaire. Cette insuffisance de l'art a lieu encore lorsque des parties du poumon, altérées par l'inflammation, ont pris la forme de cuir brûlé ou desséché ; mais ces cas doivent être rangés parmi ceux dont Zimmermann dit avec raison qu'il serait insensé de reprocher au médecin de n'avoir pas vu tout ce qui existe, ou de n'avoir pas prévu tout ce qui arriverait.

Le mercure, que les secours qu'on en a obtenus dans des inflammations phlegmoneuses ont fait ranger par quelques auteurs dans la classe des anti-phlogistiques, n'agit pourtant pas de la même manière que les anti-phlogistiques proprement dits. Il ne détend l'irritabilité qu'après l'avoir exaltée d'abord, et il produit cette exaltation avec tant de véhémence que la circulation du sang en est sensiblement accélérée ; mais, comme par son action stimulante il neutralise aisément l'effet des seuls correctifs indiqués dans ce cas, et que l'impression qu'il communique au système artériel ne sert alors qu'à aigrir le mal, on ne doit en faire usage que lorsqu'il s'agit d'achever la résolution des tubercules très-peu enflammés, ou lorsque la présence de certaines causes, qu'il combat comme spécifique, en exige un emploi très-prompt : alors même il faut en user avec modération.

Le mercure, considéré comme agissant sur les vaisseaux sécrétoires et lymphatiques, est très-utile dans les engorgemens glanduleux et autres analogues ; il ne l'est pas moins dans les différens cas où les humeurs pèchent par les vices qui se trouvent détaillés dans ce que nous avons dit des antimoniaux. Il agit en spécifique plus indispensable encore, si l'âcreté provient d'un vice scrofuleux ou du virus vénérien. Dans ce dernier cas on l'a vu quelquefois dissiper l'inflammation sans le concours d'aucun autre remède auquel on ait pu, de préférence, attribuer cet effet. Mais de pareilles guérisons isolées ne doivent point servir de règle au praticien, ni l'engager de s'en tenir au mercure seul, ou d'en faire un usage prématuré, dans le traitement de l'inflammation des poumons qui est d'origine vénérienne.

De toutes les préparations de ce métal, les moins irritantes sont le mercure gommeux et l'onguent napolitain, employés en frictions sur le côté souffrant. Je préfère les frictions, non pas précisément par la conviction que par ce procédé le mercure parvienne directement à la partie enflammée, comme il arrive dans d'autres cas, mais dans la vue de ne pas négliger cette voie d'absorption, qui, si toutefois il est permis d'en présumer l'existence, doit être plus prompte; et, en effet, nous sommes assurés, d'après Camper, Mascagni et Assalini, que les vaisseaux lymphatiques du thorax se joignent aux faisceaux des vaisseaux mammaires internes à leur sortie entre les cartilages des côtes, et que les uns et les autres passent ensemble derrière le sternum, pour s'y anastomoser avec les vaisseaux lymphatiques internes.

Qu'il me soit permis de croire à l'absorption du mercure jusqu'à ce que l'opinion de quelques modernes, qui veulent que le mercure n'opère que par la sympathie nerveuse, soit plus rigoureusement démontrée, et, pour ne me servir que d'un seul argument, qu'on ait expliqué d'une manière satisfaisante pourquoi le mercure, oxidé avec de la graisse animale, agit plus fortement sur les glandes salivaires que d'autres préparations de ce métal dont on se sert en frictions dans différentes maladies de la peau, et qui rarement excitent la salivation. Quelle autre cause a-t-on pu assigner jusqu'ici à ce phénomène, si ce n'est que ces préparations, crispant par leur causticité les orifices des vaisseaux internes, rendent l'absorption plus difficile ?

La gomme ammoniaque, qui est d'un goût âcre, amer, et qui contient quelque peu d'huile éthérée, est un autre remède, souvent indispensable, pour achever la résolution des tubercules. Je ne ferai mention que de cette seule espèce de gomme-résine. Considérée comme tonique et stimulante, et comme agissant sur les humeurs, elle anime l'action utile des vaisseaux : c'est pour cela qu'elle sert autant à dissiper les engorgemens des glandes que ceux des viscères du bas-ventre, et qu'elle est indiquée ici avec d'autres apéritifs, tels que les sucs des plantes chicoracées, qui peuvent entrer également dans le traitement de ces engorgemens que l'inflammation lente des poumons reconnaît souvent pour cause prédisposante.

Quant aux décoctions et aux infusions théiformes, qui, à cette époque, sont particulièrement indiquées, il n'y en a point de plus convenable que celle que nous fournit la douce-amère, dont nous avons déjà parlé, et qui à sa vertu narcotique réunit celle d'être légèrement tonique et apéritive; l'arnica, qui est un peu âcre, amère et très-efficace dans les inflammations rhumatiques; et le tussilage, qui est apéritif, légèrement mucilagineux, utile à toutes les époques de l'inflammation, et dont la réputation très-ancienne contre les tubercules et contre les affections scrofuleuses, est établie sur l'expérience des praticiens les plus éclairés, sans cependant qu'on puisse déterminer avec quelque précision la manière dont il agit.

Le petit-lait, qui est apéritif, et qui est de plus le délayant le plus doux que la médecine possède, est aussi très-efficace à toutes les époques de l'inflammation lente des poumons. Le lait coupé avec des eaux minérales acidules simples, ou chargées d'acide carbonique, produit de même les plus heureux effets, lorsqu'à la dernière époque on veut augmenter l'action des vaisseaux, adoucir les humeurs âcres, et obvier à l'extrême sensibilité des nerfs.

Un dernier moyen pour contribuer à la résolution des tubercules et pour hâter la guérison, est encore l'usage des bains tièdes, dont nous avons déjà parlé; mais comme, outre la propriété d'amollir la peau, et de diminuer, par son *consensus* avec les poumons, l'irritation de cet organe, ils possèdent celle d'atténuer et de délayer les fluides, on est fondé à espérer plus de secours des eaux thermales, simples, ou légèrement chargées de sel alcalin, de terre alcaline ou de terre savoneuse.

Les personnes d'une complexion délicate, et sujettes aux fluxions catarrhales, expec-

torent des glaires tenaces dès le commencement de l'inflammation, ou du moins
peu de temps après. Cette expectoration
s'établit plus promptement et devient plus
rebelle, si des digestions viciées et quelque
passion triste augmentent le relâchement
et engendrent dans l'estomac des amas
bilieux, par suite desquels l'irritation se
fait sentir aux poumons. Il résulte de ces
accidens, quand la maladie empire, une
transsudation purulente des glandes mu-
queuses de la trachée-artère et des bronches ;
cette transsudation est nommée phthisie
pulmonaire pituiteuse.

L'irritabilité étant peu exaltée dans cette
maladie, ou n'étant susceptible que d'une
exaltation passagère, l'éréthisme des vaisseaux n'oppose aucun obstacle à la sécrétion
abondante de la pituite. L'expectoration
s'établit donc sans procurer aucun soulagement, parce que, vu l'atonie des vaisseaux,
l'on ne peut détruire l'éréthisme sans cesse
entretenu par la congestion pulmonaire, et

par les deux causes inséparablement conjointes de l'inflammation occulte des poumons.

Ce n'est que dans le cas où l'inflammation
a pris un caractère plus grave qu'on peut
faire usage des remèdes antiphlogistiques
et de ceux dont je viens de faire mention,
qui, après avoir augmenté d'abord d'une
manière passagère l'action des vaisseaux,
les font retomber dans l'affaissement.

On substituera le soufre à ces remèdes,
aussitôt que les oppressions ou les picotemens à la poitrine auront diminué, que
l'expectoration sera plus facile, et que les
humeurs bilieuses auront été évacuées ; on
peut même l'employer dès le commencement de la maladie, si la force de l'inflammation ne s'y oppose pas.

On se sert avec succès du soufre dans
les congestions qui proviennent de l'inertie
des fibres ou qui sont entretenues par elle.

On voit donc que, sous ce rapport, le
soufre développe une vertu réfrigérante,
en écartant ces sortes d'embarras, et en

prévenant les effets qui en résultent, tandis que, chez les personnes pléthoriques, dont les fibres sont trop élastiques et qui sont d'une sensibilité excessive, il produit par son stimulus des effets opposés, en échauffant, en provoquant l'orgasme des humeurs et en engendrant des engorgemens ultérieurs.

On reconnaît les vertus désobstruantes du soufre dans le traitement de la maladie dont il s'agit, non-seulement en ce qu'il anime l'action des vaisseaux d'une manière assez durable et presque tonique, mais encore parce qu'il agit comme dissolvant; de sorte que la transpiration est augmentée, et que l'atonie et la viscosité des humeurs, ainsi que les vices qui en dépendent, sont combattus en même temps par son action organique et chimique.

L'on voit par ces effets réunis du soufre combien il est propre à faciliter l'expectoration, en même temps qu'il la tarit.

Mais il est important de ne le prendre qu'enveloppé dans des oublies (c'est ainsi qu'on doit administrer tout remède en poudre , dans l'inflammation cachée des poumons) , pour éviter l'irritation mécanique que la poudre exciterait dans la gorge.

Les heureux effets que la douce-amère, qui est légèrement narcotique , a souvent produits dans cette maladie , quoiqu'ils soient dus en partie à ses propriétés accessoires, peuvent nous faire juger des secours que nous avons lieu d'attendre des autres correctifs combinés avec le soufre , pour ne pas perdre de vue la première indication.

Si la maladie résiste à tous ces remèdes, et si l'époque désirée d'une parfaite guérison paraît toujours s'éloigner , ce qui est surtout à craindre chez les sujets hypocondriaques, il faut , dès que la douleur a cessé , et que l'oppression à la poitrine est devenue peu sensible , associer le soufre à d'autres remèdes qui relèvent le ton des fibres, sans cependant trop les irriter, ou bien à des remèdes légèrement toniques et apéritifs, dans le cas où les viscères du bas ventre sont engorgés. Les uns et les autres de ces remèdes seront unis à des invisquans si les nerfs sont trop sensibles, ou s'il y a âcreté dans les humeurs. Le quinquina mérite le premier rang parmi les remèdes de la première classe. Le polygale amer, qui d'ailleurs a déjà été souvent recommandé dans la phthisie pulmonaire, est un des remèdes les plus convenables quand il y a obstruction dans le bas-ventre, et quand on a déjà obtenu une rémission des symptômes de l'inflammation. Dans l'un et l'autre cas, le lichen d'Islande rend des services essentiels, soit seul, soit uni à d'autres remèdes enduisans, lorsque ceux-ci sont indiqués par les cas qui en demandent l'application.

C'est ainsi qu'on préviendra la phthisie pituiteuse, vers laquelle le malade avance insensiblement, et qu'on gagnera le temps nécessaire pour résoudre avec sécurité, de la manière indiquée plus haut, le reste des tubercules qui pourraient encore exister dans les poumons.

DEUXIÈME PARTIE.

Période de la phthisie confirmée.

ARTICLE PREMIER.

Introduction.

J'ARRIVE aux recherches sur la nature et la méthode curative du période de l'ulcération, qui comprend non-seulement celui qui est l'objet principal de cette seconde partie, et qu'on nomme communément le second période de la phthisie pulmonaire, mais aussi celui qui est connu sous le nom de troisième période, et qui n'est qu'une modification du précédent.

La guérison de la phthisie confirmée a été regardée jusqu'ici comme au-dessus des ressources de la médecine; et, s'il y a eu des médecins qui ont rougi de faire l'aveu public de leur impuissance à cet égard, il a été facile de se convaincre, et par l'analyse comparée de l'état du malade

5

et de leurs moyens curatifs, et par l'issue malheureuse qui a si souvent suivi ces moyens, que ce qu'ils avaient guéri n'était pas la pulmonie, ou que la nature, quoique étayée quelquefois par des secours salutaires, avait le plus souvent opéré spontanément ce qu'ils se plaisaient d'attribuer aux seuls efforts de l'art.

Les essais multipliés et malheureux qu'on a faits sur cette maladie, loin de nous rebuter, doivent, au contraire, ranimer notre ardeur ; et ne serait-ce que pour fixer un seul point de pratique, ils doivent nous engager à envisager de nouveau, et à ranger sous des chefs principaux, les causes qui rendent communément nuls les efforts que la nature fait pour opérer la guérison de la pulmonie.

Le but de cette classification doit être de nous assurer, 1.º, si parmi les obstacles les plus remarquables il n'y en a point qu'on rencontre dans tous les cas, et le plus souvent seuls, du moins à l'époque de l'invasion de la maladie; et si, après avoir rappelé les faits particuliers à des principes communs, il ne rejaillit pas de cette généralisation quelques rayons de lumière sur la manière dont la guérison est ordinairement entravée; 2.°, si de là on ne peut déduire des vues méthodiques propres à combattre cette redoutable maladie dans la plupart des sujets qui en sont atteints.

ARTICLE II.

Classification des obstacles qui s'opposent à la guérison de la phthisie confirmée.

En effet, si on se retrace en détail la masse des obstacles qui s'opposent à la guérison de cette maladie secondaire, on en remarquera nécessairement quelques-uns qui sont communs à tous les cas, tandis que d'autres ne se présentent que dans certains cas particuliers, ou se joignent aux premiers dans le cours de la maladie. C'est sur les obstacles de la première espèce que, conformément à mon plan, je dirigerai particulièrement mon attention.

Ils consistent, 1.º dans le jeu continuel des poumons ; 2.º dans l'accès inévitable de l'air qui, en pénétrant dans les poumons, entre en contact avec l'ulcère ; 3.º dans l'inflammation légère des bords de l'ulcère. Je dis inflammation *légère*, car lors même qu'elle ne porte aucun caractère de gravité, et que nulle autre altération ne paraît encore avoir été occasionée par elle dans l'organe des poumons, elle est néanmoins le troisième obstacle à la guérison de la maladie.

C'est ce troisième obstacle qui communique aux deux autres toute leur importance ; et, en effet, l'expérience de tous les jours fait voir que, lorsqu'un abcès s'est formé à la suite d'une inflammation de poitrine phlegmoneuse, ou d'une métastase qui a transporté sur les poumons le pus engendré ailleurs, et que cet abcès s'est ouvert à temps, le mouvement imprimé aux poumons n'empêche pas la guérison. La structure molle et spongieuse de cet organe, et la souplesse des vaisseaux qui le croisent en tous sens, laissent entrevoir pourquoi ces abcès ne sont pas incurables, malgré le mouvement de la respiration, et malgré la commotion que la toux excite pour ouvrir la seule issue extérieure par laquelle la matière purulente puisse se vider naturellement. C'est encore à cette structure des poumons qu'on doit rapporter les guérisons fréquentes des inflammations aiguës de cet organe, ainsi que des blessures de la poitrine, quoique le repos de la partie enflammée soit, dans les deux cas allégués, une des premières conditions requises pour la guérison. D'ailleurs, combien de fois n'a-t-on pas vu des lésions de viscères également sujets à quelque mouvement, et qui sont d'une contexture moins souple que les poumons, disparaître sous la main d'un chirurgien habile?

J'ajoute que le contact de l'air, d'ailleurs si pernicieux aux ulcères et généralement partout où il y a solution de continuité, est néanmoins très-peu nuisible aux abcès dont nous parlons ; car, lorsqu'ils sont la terminaison d'une inflammation aiguë, qui seule peut les conduire à parfaite maturité, le pus a converti, par son séjour, le reste des sucs stagnans en matière purulente, et achève de fondre la dureté des bords, de manière que la cicatrisation se fait promptement ; et, puisqu'elle n'est point interrompue par l'influence de quelque cause éloignée, concomitante, le suc nourricier, que la nature a ébauché avec facilité, à la faveur de la structure très-vasculeuse des poumons, et peut-être du voisinage du cœur, se consolide avant que les effets nuisibles de l'air aient pu se développer.

Au contraire, la cicatrisation s'opère rarement, lorsque les abcès engendrés par une inflammation vraie ont dégénéré en ulcères, ou parce que la rupture ne s'en est point faite à temps, ou parce que d'autres causes accidentelles en avaient retardé la guérison. Elle s'opère plus rarement encore lorsque la suppuration **a** succédé à l'inflammation sourde et chronique dont nous avons parlé dans la première partie.

A cette dernière classe appartiennent, 1.º, les pulmonies qui proviennent de rhumes et d'enrouemens négligés, et qui sont tellement fréquentes, qu'au jugement de Tissot, les rhumes sont plus meurtriers que la peste; 2.º, les pulmonies nombreuses provenant de l'hémoptysie, qui ne conduit à l'ulcération que lorsqu'elle est accompagnée ou suivie de l'inflammation chronique; 3.º, les ulcérations auxquelles se terminent les inflammations aiguës des poumons, imparfaitement résoutes et devenues chroniques; 4.º, en général toutes les autres pulmonies désignées par Morton, ainsi que les précédentes, sous le nom de pulmonies symptômatiques ; 5.º enfin celles engendrées par des tubercules qui ont été, non l'effet, mais la cause productrice de l'inflammation. On doit comprendre dans cette dernière classe ces pulmonies rares, provenant de tubercules, qui ont passé à la suppuration , sans que celle-ci ait été précédée d'une inflammation manifeste.

Dans toutes ces diverses espèces de pulmonie déclarées, l'on ne peut reconnaître, surtout lors de l'invasion de la maladie, qu'une inflammation légère dans les bords de l'abcès, mais qui les affecte continuellement. Ce qui arrive dans les ulcères externes semblables , autorise cette opinion. Ce n'est que dans un petit nombre de cas que cette inflammation reçoit des causes antécédentes et conjointes un caractère particulier de malignité , analogue à celui d'autres ulcères externes de même nature.

L'inflammation de la tumeur est légère et chronique ; parce que , quoique l'éréthisme des vaisseaux ait été tempéré en quelque sorte par l'établissement de la suppuration , il n'en continue pas moins d'être modérément entretenu ; car, comme le défaut de ressort dans les tuniques des vaisseaux enflammés ne permet point que la suppuration se fasse assez promptement dans la plus grande partie de la tumeur inflammatoire, et que la suppuration est concentrée trop long-temps dans la seule portion où l'engorgement a commencé, il arrive de là que l'inflammation est perpétuée par l'action constante tant des obstacles généraux que des causes antécédentes et conjointes, qui souvent contribuent, d'une manière très-prononcée, à susciter de nouveaux engorgemens avant que la fonte des premiers soit achevée.

Les parois des abcès qui ont succédé à la péripneumonie ou à la pleurésie, sont de même frappés d'une inflammation secondaire, mais languissante, occasionée, ou par la rupture tardive de la vomique, ou par une complication accidentelle.

Quoique le pus expectoré immédiatement après la terminaison de l'inflammation lente en suppuration , porte communément les qualités d'une suppuration louable , tant pour la couleur que pour l'odeur et la consistance , les médecins s'accordent néanmoins à nommer ulcères les abcès qui le fournissent ; les uns, à cause des engorgemens qu'ils reconnaissent dans la circonférence des abcès ; d'autres , parce qu'ils attribuent à ce pus une certaine âcreté, de laquelle ils dérivent l'opiniâtreté de la maladie et la fièvre phthisique, compagne inséparable de la pulmonie.

Ces derniers prêtent donc déjà une qualité vicieuse au pus, à l'époque où l'œil le plus exercé peut à peine le discerner des matières glutineuses ; ce qui arrive surtout au commencement de la suppuration, lorsque ces matières ne sont encore mêlées que d'une très-petite quantité de pus. Aussi cette ressemblance du pus avec les glaires a-t-elle souvent donné lieu à des erreurs funestes dans la pratique ; car , comme l'analyse chimique ne nous a point encore fourni de moyens suffisans pour constater la nature des matières expectorées, et que d'ailleurs on ne prend pas toujours assez en considération l'état antérieur du malade, il est arrivé que tantôt on a révoqué en doute la suppuration existante, et que tantôt on a cru voir du pus là où il n'y avait que des glaires, dont la couleur, à la vérité, ne différait guère de celle du pus dépravé.

On ne peut disconvenir que l'opinion de ceux qui attribuent une certaine âcreté à l'humeur purulente fournie par la terminaison en suppuration de l'inflammation lente des poumons, ne soit fondée. Mais cette âcreté est-elle, ainsi qu'ils le prétendent, produite par les causes éloignées de la maladie primaire, et ces causes en seraient-elles la principale origine? On ne saurait concilier cette opinion ni avec la guérison facile des vomiques, qui peut s'opérer dans la phthisie tuberculeuse, lorsque leur rupture n'a pas été précoce, ni avec la guérison non moins facile des vomiques qui ont succédé à l'inflammation aiguë des poumons; car les causes de cette inflammation, ne différant guère que par un degré de force plus considérable de la plupart de celles qui engendrent également l'inflammation sourde et chronique, telle que celle qui provient de rhumes négligés, il s'en suivrait que les abcès qui succèdent à la première seraient les moins curables, tandis que le contraire est prouvé par l'expérience.

A R T I C L E   I I I.

Obstacles communs à tous les cas.

La prétendue richesse du sang en baume, alléguée par quelques auteurs comme pouvant quelquefois faciliter la guérison, ne tranche aucunement la difficulté. On ne recherchera donc l'origine principale de la dépravation du pus que dans les obstacles communs qui s'opposent à la guérison de toutes les espèces de pulmonies, et qui consistent, 1.º dans l'inflammation

languissante des parties qui environnent et
les abcès qui ont suppuré trop lentement,
et ceux qui, enfantés par une pleuropéripneumonie vraie, ont dégénéré en ulcères;
2.°, dans le mouvement de la respiration et
celui occasioné par les fréquens retours
de la toux, ainsi que dans le contact également inévitable de l'air; deux causes
éloignées, inséparablement attachées à la
première.

C'est donc par la présence de la cause
immédiate que la dilatation et l'affaissement
alternans des poumons et le contact de l'air
coopèrent à entretenir l'inflammation, et
que, la guérison étant ainsi retardée, l'air
commence à altérer successivement la qualité du pus, et à éluder, en général, plus
souvent que ne le font tous les autres
obstacles, les efforts de la nature.

Tout nous porte aussi à croire que c'est
l'état d'éréthisme dans lequel la circonférence de l'ulcère est sans cesse entretenue,
et dont l'action s'étend sur tout le système

vasculaire, qui contribue à la fièvre phthisique, autant que le repompement du pus et son mélange avec le sang. On ne s'étonnera néanmoins pas de ce que la fièvre phthisique résiste à la méthode antiphlogistique, si l'on fait attention que, dans le traitement de la phlogose qui environne l'ulcère, il faut déroger en plusieurs points aux règles prescrites pour celui du phlegmon.

A R T I C L E I V.

Différences accidentelles de la maladie, ou obstacles particuliers.

Le pus, se détériorant de jour en jour, doit nécessairement préparer et amener de nouveaux obstacles à la guérison; mais ces obstacles ne peuvent être comptés que parmi les accidentels, vu qu'ils ne doivent leur naissance et leur intensité qu'à la durée de la maladie. De ces différences ou obstacles accidentels, les uns dérivent en partie des progrès de l'inflammation, des désordres produits dans les organes de la respiration, de l'acrimonie du pus; de son séjour, quelquefois trop long-temps prolongé, dans l'abcès; de l'affaissement progressif, et en général des suites ordinaires de la fièvre phthisique. D'autres ne se présentent que dans certains cas moins communs, quoique souvent dès l'invasion de la maladie : tels sont l'influence permanente des vices de constitution, acquis, habituels ou même héréditaires; les écarts du régime, la complication de la phthisie avec d'autres maladies, l'intempérie des saisons, les époques plus ou moins critiques de la vie; la présence simultanée de plusieurs tubercules, soit crus soit ulcérés, ou de vomiques dont la rupture ne s'est point encore faite; le siége de l'ulcère, et sa proximité de quelques gros vaisseaux.

Par ce qui vient d'être exposé sommairement, on voit qu'en général les différences accidentelles de la phthisie sont très-multipliées; il y en a même qu'on doit regarder comme des obstacles absolument insurmontables à la guérison, et qui souvent ne se décèlent par aucun indice. Cependant, en réfléchissant que ce n'est que de la durée de la maladie qu'une partie de ces modifications dépend, on sera moins effrayé de leur nombre, vu que dans ce période la plupart des malades se hâtent d'invoquer les secours de l'art, et n'attendent par conséquent pas que les désordres produits dans le poumon soient devenus irréparables.

Le bonheur qu'on a eu quelquefois de conduire des ulcères à cicatrice en dirigeant le traitement principalement contre certaines causes antécédentes, prouve de même qu'on n'a pas toujours combattu sans succès une partie des différences accidentelles ; et, à moins qu'on ne veuille refuser toute croyance à des observations cependant dignes de foi, il faut reconnaître que, dans certains cas, bien rares à la vérité, ce traitement a arraché à la mort des victimes qui lui paraissaient dévouées. Ces faits établissent que l'on a remédié quelquefois à des désordres provenant des progrès de la maladie, pendant que l'on était uniquement occupé à détruire les causes antécédentes.

ARTICLE V.

Examen des guérisons opérées par la nature, ou seule, ou secondée par les secours de l'art.

Ces observations rappelées succinctement ne doivent pas nous conduire à l'admission servile des diverses indications qui ont dirigé le traitement, ni à l'adoption inconsidérée des moyens curatifs, dont la plupart ont été prônés d'après des succès produits moins par les ressources de l'art que par un concours fortuit de circonstances favorables; mais elles doivent nous engager à soumettre de nouveau ces circonstances à un examen réfléchi, afin d'entrevoir, autant qu'il est possible, la manière dont la guérison fortuite a pu s'opérer dans ces cas.

L'on sait que la voie la plus prompte (1) dont la nature se sert quand elle opère seule la guérison de la pulmonie, consiste dans un résultat aussi heureux qu'inopiné de ses efforts continus pour rendre la circulation libre dans les parois de l'ulcère. Il s'ensuit que l'éréthisme tombe, et que le pus, ainsi que les humeurs stagnantes atténuées, sont en majeure partie repompés et expulsés par les couloirs naturels, malgré l'influence toujours active, tant des obstacles généraux attachés au siége de la maladie, que des obstacles qui proviennent de sa durée.

Ces humeurs, ainsi rendues au système de la circulation, produisent tantôt une métastase par leur amas sur quelque partie du corps, tantôt elles se procurent une

______

(1) S'il était nécessaire de confirmer les observations consignées dans les ouvrages des différens auteurs, je pourrais rapporter celle que j'ai faite sur un homme qui vit encore, et que j'ai vu, il y a plusieurs années, guérir promptement d'une pulmonie très-avancée par un abcès métastatique, qui lui survint au dos.

issue quelconque au moyen des différens excrétoires. Par cette opération salutaire les bords de l'ulcère deviennent semblables à ceux des ulcères bénins, la fièvre phthisique diminue, et la guérison s'achève, parce que la cicatrisation est accélérée. On pourra par là saisir facilement la raison pour laquelle la phthisie avérée a été guérie quelquefois contre toute attente, malgré la présence de plusieurs symptômes aggravans, et pourquoi d'autres fois on a tenté inutilement d'obtenir le même succès; car il peut arriver que l'action utile de la nature soit facilitée par le seul éloignement fortuit de quelque cause éloignée, ou bien, parce qu'en suivant l'indication de ces causes on aura rempli, sans le savoir, d'autres indications essentielles que l'on méconnaissait : dans ce dernier cas, le succès doit être attribué à une double vertu dans les remèdes qu'on avait employés.

C'est ainsi que, dans des momens où il n'était guère possible de prévoir que la nature était prête de se débarrasser des humeurs qui engorgeaient la circonférence de l'ulcère , des émonctoires artificiels , établis dans quelque partie du corps, ont pu seconder l'expulsion de ces humeurs , tandis que, les efforts de la nature étant ordinairement impuissans, on tente le plus souvent en vain de lui commander de pareilles métastases. Aussi ne peut-on se dissimuler que d'ordinaire les essais que l'on fait pour les provoquer ne servent qu'à torturer inutilement le malade , et à augmenter la déperdition de ses forces.

En second lieu, tout nous invite à présumer que des indications remplies de la manière qui vient d'être détaillée , ont pu suffire pour opérer la guérison de la pulmonie , 1.º lorsque la tumeur inflammatoire était légère, et qu'elle n'occupait qu'une étendue peu considérable de la trachée-artère où des ramifications majeures des bronches, dont les membranes intérieures ne sont d'ailleurs susceptibles ni d'une intumescence ni d'une ulcération profondes ; 2.º dans le cas même où , quoique cette tumeur eût son siége dans le poumon , celui-ci n'en était que faiblement entamé; ou si la suppuration avait été achevée par le séjour du pus avant qu'une vomique se fût ouverte (on sait qu'alors la cicatrisation se fait facilement à l'aide seule du régime, et sans aucun secours de l'art).

Enfin , dans la phthisie tuberculeuse, la nature se sert quelquefois d'une inflammation plus active pour conduire les tubercules à une suppuration louable; on en voit même d'exulcérés qui deviennent plus bénins par l'effet de cette inflammation, ensorte que le malade éprouve alors un soulagement sensible. Cette inflammation , connue d'ailleurs sous le nom de fièvre péripneumonique, est ordinairement une suite des écarts du régime , et n'est néanmoins jamais exempte de danger, tant par sa nature, que parce qu'elle épuise le malade.

A R T I C L E V I.

Vues curatives générales qui résultent des données précédentes.

D'après cet exposé je conclus que, pour laisser au hasard le moins qu'il est possible dans le traitement de la pulmonie, et pour l'entreprendre d'une manière méthodique, il faut, avant tout, faciliter à la nature les moyens d'opérer la résolution de l'inflammation languissante, de déterger et de cicatriser l'ulcère : or, pour parvenir à ce but, il n'y a qu'une voie, c'est d'écarter, ou du moins de diminuer, les obstacles généraux résultant de la cause prochaine et des causes locales, qui, d'un mutuel accord, luttent contre les efforts de la nature.

Mais, dira-t-on, parmi ces dernières il en est une qui devient doublement délétère dans le période de l'ulcération, et qui, par sa nature, paraît rendre impossible tout traitement méthodique. En second lieu, chaque phthisie ne demande-t-elle pas un traitement particulier, et peut-on perdre de vue les obstacles accidentels, dont le nombre est très - grand , quand même on en retranche ceux qui doivent être regardés comme absolument insurmontables?

Je réponds, 1.°, qu'à la vérité, l'action de l'une de ces causes est d'une telle importance qu'on se flattera en vain d'obtenir quelques succès dans la cure de la phthisie pulmonaire, tant qu'on ne sera pas parvenu à remplir une lacune qui existe encore aujourd'hui dans la chirurgie, et qui oblige l'homme de l'art, soit à abandonner, comme incurables , certains ulcères d'un accès difficile ; soit à les attaquer avec le fer ; soit même, si ces ulcères sont accessibles, à recourir, dans leur traitement, à des remèdes qu'on doit regarder comme empiriques, tant qu'on ne reconnaîtra pas avec plus de précision leurs parties constituantes et leurs vertus : 2.°, cette lacune une fois remplie, et la cause prochaine étant bien approfondie, on verra aisément que les points de contact des diverses espèces de phthisie sont assez multipliés pour qu'on puisse établir des règles générales de traitement, en observant de les modifier ou de les varier suivant la différence des cas.

A R T I C L E   V I I.

Conditions requises pour le traitement en général.

Ainsi, pour rendre à l'ulcère sa qualité bénigne, il faudra remplir les trois conditions suivantes :

1.º Astreindre le malade au plus grand repos possible du corps et de l'esprit;

2.º Défendre l'ulcère contre l'influence de l'air atmosphérique, sans porter atteinte à la respiration ;

3.º Dissiper entièrement la phlogose lente des parties qui environnent l'ulcère.

A R T I C L E   V I I I.

Première indication.

Pour remplir l'objet de la première indication, l'on cherchera à maintenir avec
constance l'esprit et le corps du malade
dans la plus grande tranquillité. C'est par
là seulement qu'on obtiendra l'avantage
de ne pas accélérer la rapidité de la circulation, de ne pas entretenir ou augmenter
l'engorgement inflammatoire, et de ne pas
changer ou interrompre la suppuration.

Mais, plus ce précepte salutaire est d'une
nécessité impérieuse et d'une exécution
difficile, plus il importe de ne pas abandonner son interprétation à la sagacité du
malade.

On l'exhortera donc à se préserver de
toutes les affections vives de l'ame, et à
s'abstenir de tout exercice tant soit peu
considérable, tel que les montées et les
descentes dans ses promenades, ainsi que
de l'usage du cheval, parce qu'il doit aussi

prévenir les accidens imprévus de la pluie, du vent, du froid, du chaud , etc. ; le mouvement de la voiture ne lui convient qu'autant qu'il est doux. En général, il lui sera plus avantageux de passer son temps assis ou couché. On lui interdira également le chant, le rire, les éclats de la voix, la conversation trop soutenue, l'usage des instrumens à vent , le tabac, toute inclinaison profonde du corps, et tout effort spontané pour solliciter l'expectoration , lorsqu'il n'en éprouve pas un besoin réel.

On ne réussira sans doute pas toujours à faire observer ce régime avec ponctualité ; aussi ne se lassera-t-on pas d'en rappeler le souvenir au malade, et de lui représenter vivement le danger attaché à la moindre contravention.

A R T I C L E   I X.

Deuxième indication.

La seconde indication consiste à garantir l'ulcère de l'impression de l'air atmosphérique, sans gêner la respiration; et son exécution dépend de la solution préliminaire du problème suivant : trouver un moyen de préserver l'ulcère de l'air atmosphérique sans recourir à ceux usités d'ordinaire dans la cure des ulcères?

Quelque absurde que paraisse d'abord l'énoncé de ce problème, à cause de l'impossibilité apparente d'une solution quelconque, il semblera moins étrange s'il est présenté sous une autre face, et si l'on détermine d'abord la manière dont le pus se déprave dans l'ulcère. En effet, n'est-il pas instant de rechercher la loi fondamentale d'après laquelle l'air atmosphérique exerce son influence funeste sur les ulcères; ne serait-il pas instant, dis-je, de le faire, ne fût-ce que pour préciser nos idées à cet égard?

et la connaissance de cette loi ne ferait-
elle pas entrevoir le développement ulté-
rieur de celles qui conduisent à la solution
du problème?

Tâchons donc d'y remonter, et, à cette
fin, rappelons-nous les découvertes importantes dont la chimie pneumatique a en-
richi le domaine de la médecine. Elles
nous apprennent que le changement de couleur que subissent les végétaux dépouillés
de leur épiderme, provient d'une oxidation
qui s'opère par la combinaison de l'oxigène
avec les sucs que la solution de continuité
a fait extravaser ; que c'est à la même
cause qu'on doit rapporter la noirceur que
contracte la viande fraîche exposée à l'air,
ainsi que la pellicule colorée qui se forme
par le contact de l'air atmosphérique sur
la surface de plusieurs fluides. L'application de ces découvertes à notre sujet,
nous conduit à ce principe, que, dans tout
abcès ouvert, et en général dans tout
foyer de suppuration, dépouillé de son

épiderme protecteur, l'oxigène, autrement
l'air vital, n'agit d'une manière nuisible,
tant sur le pus dont la sécrétion vient de
se faire, que sur les fluides croupissant
dans les vaisseaux en partie crispés et en
partie à demi dissolus, que parce qu'il y a
oxidation.

On jugera aisément que l'action de l'oxigène sur le pus s'exerce dès le premier
contact de l'air, non-seulement parce
qu'elle ne tarde guère à se faire remarquer
dans la plupart des corps susceptibles d'oxidation, mais surtout par la promptitude
avec laquelle elle se manifeste dans les sucs
extravasés du corps humain, d'une manière
dont nous aurons lieu de parler inces-
samment.

Le résultat de cette oxidation est une
décomposition progressive par laquelle les
parties constituantes des fluides renfermés
dans l'ulcère passent peu à peu, de leur
combinaison naturelle et primitive, en une
autre, qu'on peut appeler, avec raison,

délétère, car il est à présumer que de cette nouvelle combinaison du pus avec l'oxigène il résulte enfin entre autres substances de l'eau et de l'ammoniac : il s'ensuit que le pus perd d'abord sa qualité louable, et contracte une certaine acrimonie ; que l'ulcère devient sordide, et que l'inflammation est entretenue et aggravée ; car le pus, devenu âcre et rongeur par l'oxigène, s'oppose à la suppuration en crispant les vaisseaux, sur lesquels il exerce de plus une force destructive qui gagne de proche en proche, et qui sollicite successivement à la dissolution, après avoir entamé les vaisseaux voisins, avec lesquels il entre en contact. Cette dissolution est plus ou moins complète ou variée, en raison de la malignité particulière de l'ulcère et du temps que le pus y séjourne.

D'après ce qui vient d'être dit, on voit qu'il y a une identité parfaite entre les phénomènes de l'oxidation et ceux que présente notre sujet, ou plutôt que ce n'est que par l'oxidation que l'ulcère est dépravé.

Cette vérité se trouve parfaitement confirmée par les expériences qu'Ingenhousz a faites sur les (1) différens fluides aëriens mis en contact avec la peau , et par lesquelles ce célèbre physicien a prouvé, de la manière la plus satisfaisante , que les parties du corps humain dépouillées de leur épiderme, ne sont douloureuses qu'autant qu'elles sont en contact avec l'air atmosphérique , et que la douleur cesse dès qu'elles sont plongées dans un vase rempli de gaz azote, acide carbonique, ou hydrogène (2).

Appuyé sur ce principe, et éclairé par la découverte de Hassenfratz, que la neige contient beaucoup d'oxigène, ne peut-on pas en conclure que c'est par cette raison

---

(1) Ingenhousz , Miscellanea physico - medica. Viennæ, 1795. Pag. 148 et suiv. il dit, entre autres : *Rem hanc notatu dignissimam tibi communico , licet à me ipso nondum examinatam.*

(2) L'on a observé depuis assez long-temps que le gaz acide carbonique pouvait, dans les ulcères, servir d'antiseptique.

que certaines saisons de l'année, dans lesquelles l'atmosphère doit être riche en
oxigène par la fonte des neiges, sont si
pernicieuses aux phthisiques?

L'effet pernicieux de l'air atmosphérique
sur les ulcères étant constaté, le seul
moyen d'en garantir l'ulcère au poumon,
est d'empêcher l'oxidation ; c'est la seconde
partie du problème à résoudre. L'expérience
d'Ingenhousz, pesée attentivement, suffirait
pour nous conduire à ce moyen, si toutefois il n'était déjà évident que toute la
difficulté se réduit à deux choses : 1.º choisir un de ces gaz dont parle Ingenhousz,
ou du moins un autre qui leur soit analogue, et en faire passer dans l'ulcère
autant qu'il en faut pour empêcher l'action
trop vive de l'oxigène ; 2.º chercher la
voie la plus convenable pour obtenir ce
résultat. Ce dernier point est le plus
épineux, puisqu'il s'agit de le concilier
avec la liberté de la respiration.

Le moyen qui se présente d'abord exclusivement à l'esprit , est celle de l'inspiration ; mais des faits multipliés démontrent son insuffisance et son incompatibilité avec l'acte de la respiration , quoique d'ailleurs ces faits viennent à l'appui de la théorie de l'oxidation du pus. C'est ainsi qu'on s'est aperçu, il y a long-temps, que l'air atmosphérique , chargé de certains gaz méphitiques, soulageait beaucoup les personnes attaquées de la phthisie pulmonaire , et que l'attention des médecins a été éveillée chaque fois qu'ils ont vu un air justement réputé insalubre convenir néanmoins aux pulmoniques. De là les louanges prodiguées par les uns au séjour des malades dans les écuries à vaches, et par les autres à leur demeure dans le voisinage de quelque source minérale , d'où il se dégage continuellement du gaz hydrogène sulfuré, ou dans celui des fours à chaux, où il se fait une grande évaporation de gaz acide carbonique.

Mais par une interprétation assez étrange

7 *

des effets de l'air atmosphérique , que
Beddoes (1) fait consister dans la suroxigénation du sang, funeste aux seuls poumons,
ce médecin imagina, il y a quelques années,
un appareil pneumatique destiné à porter
quelques espèces de gaz au poumon ulcéré.
Une diminution passagère des plus graves
accidens de la maladie fut le seul effet qu'on
remarqua chez les malades auxquels ce remède fut administré. A la vérité, on attribua,
dans le temps, à Beddoes quelques cures ra-
dicales , mais elles lui furent contestées
depuis. Au surplus il ne doit pas être
considéré à la rigueur comme l'inventeur
de ce procédé, puisque, avant lui, l'inspiration du gaz acide carbonique avait déjà
été conseillée aux phthisiques.

On ne s'étonnera point de ce que l'appareil de Beddoes n'ait procuré qu'un allégement momentané de symptômes, puisque,

____

(1) Consider. on the med. use and the production of
factitious airs ; part. I by Thom. BEDDOES ; part. II by
James Watt. Lond. 1795.

loin que l'auteur soit entré dans les conditions , dont nous avons démontré la
nécessité pour le traitement , cet appareil
ne peut servir que contre un seul obstacle ,
et que l'on ne peut d'ailleurs en faire qu'un
usage passager , et à des intervalles si
éloignés que le mal a plus que le temps
suffisant pour s'aggraver. Je ne parlerai pas
des inconvéniens attachés à l'administration
de ce remède, qui ne permet au malade
de respirer l'air atmosphérique qu'en trop
petite quantité. Son effet ne devrait sans
doute pas se borner à un soulagement
éphémère , si l'opinion de l'auteur , qui
prétend que la suroxigénation du sang est
la cause antécédente et conjointe la plus
grave de la consomption pulmonaire, n'était
pas une hypothèse dénuée de fondement,
et détruite d'avance par l'insuccès de la
méthode curative, à laquelle elle sert de base.

Si je m'exprime avec franchise au sujet
de l'invention de Beddoes, c'est uniquement
pour rendre hommage à la vérité, et nul-

lement pour dépriser un homme, auquel le bien de l'humanité a toujours été vivement à cœur, et qui a fait le premier pas connu vers l'application méthodique de la chimie pneumatique à une maladie presque aussi redoutée des médecins, qu'elle l'est des malades. Je suis d'autant plus fondé à passer sous silence les argumens qui militent contre son hypothèse, que Beddoes lui-même commence à s'en désister en quelque sorte, depuis qu'il en a senti l'incohérence avec le phénomène présenté par Ingenhousz, quoiqu'il s'appuie toujours sur ce phénomène, même en partant de l'hypothèse de la suroxigénation.

Il serait inutile de s'arrêter à combattre l'idée de Watt, qui propose d'imprégner l'air atmosphérique de particules médicamenteuses astringentes, ainsi que l'emploi des boîtes que Darwin recommande, et dont Beddoes fait également mention ; l'objet en serait de saupoudrer pour ainsi dire les poumons avec du quinquina, du charbon etc. pulvérisés.

La doctrine de Beddoes n'a donc point reculé les bornes de la science médicale, le salut des phthisiques n'en est pas plus assuré; et si, en continuant nos recherches d'après ce qui vient d'être exposé, nous n'avions l'espoir de mieux approcher du vrai, en procédant du connu à l'inconnu, tout ce que j'ai dit relativement à cette seconde indication ne servirait qu'à confirmer à *priori* l'incurabilité de la phthisie pulmonaire, incurabilité malheureusement trop souvent constatée par l'expérience.

Je ne prétends cependant pas établir sur cette matière un corps de doctrine qui ne laisse rien à désirer; encore moins déterminer un traitement qui satisfasse sous tous les rapports et dans tous les cas, puisque c'est sur une petite partie seulement de ce qui est inconnu que j'ai pu diriger mes recherches, qui, sans avoir aplani toutes les difficultés, m'ont conduit à une méthode curative que de nombreux succès ont couronnée. J'avoue même avec franchise, que la précision de certains points dépend d'éclaircissemens ultérieurs, que la nouvelle chimie et la science médicale doivent encore nous fournir.

En attendant nous pouvons admettre en principe, que c'est principalement par l'oxidation que l'oxigène, contenu dans l'air atmosphérique, irrite les parties dénuées de l'épiderme, et y porte la destruction ; mais puisque, dans le cas présent, le siége de l'ulcère rend impraticable tout moyen de défense ordinaire, on ne parviendra à prévenir ou à tempérer l'oxidation que par une autre voie, je veux dire celle des vaisseaux aboutissans au foyer de l'ulcère. En communiquant aux fluides sécrétés par ces vaisseaux, la vertu de développer sans relâche un gaz qui empéche l'oxidation, soit en absorbant quelque portion de l'oxigène, soit en s'interposant seulement entre l'oxigène et les atômes du pus, l'on obtiendra en quelque sorte l'effet salutaire que procure le pansement dans les plaies externes , et , plus encore , celui que Beddoes aurait dû obtenir par son appareil. Je conviens que, de quelque manière qu'on explique cette action du gaz, le pus, par ce procédé, ne sera pas muni d'une quantité de ce fluide , proportionnée à celle de l'oxigène inspiré (ce qui d'ailleurs ne serait pas même à désirer), mais il le sera suffisamment contre l'oxidation par rapport à sa liaison avec le gaz, dont il s'imprégne , jusques dans ses moindres molécules , tellement qu'on peut conjecturer que c'est le pus lui même rendu moins oxidable , plutôt que le gaz qui résiste à l'action de l'air.

Or, pour porter au foyer de l'ulcère un gaz convenable, il ne s'agit que d'en déterminer une quantité suffisante vers la surface du corps par la voie de la transpiration, ou, pour m'exprimer plus rigoureusement, de trouver une substance qui, administrée intérieurement, se porte à la surface du corps et, passant par l'ulcère, pénètre le pus, d'où elle s'élève, sans se décomposer, en forme de gaz.

De semblables procédés ont été en usage dans tous les temps, sans que l'on connaisse au juste les principes sur lesquels ils sont fondés ; et sans doute, pendant que je m'occupais encore à recueillir des observations, une plume plus exercée que la mienne aurait déjà tracé la marche que j'indique, si la théorie de Beddoes sur la suroxigénation du sang, et le défaut de succès de l'appareil pneumatique, auquel elle sert de base, n'avaient effacé l'impression que les expériences d'Ingenhousz et de Beddoes même avaient faite sur les praticiens, bien que l'oxidation du pus eût été entrevue, depuis, par Rollo, Humboldt, Vauquelin et Darwin. D'autres, sans doute, n'ont pu se résoudre à admettre une décomposition de cette nature, dans des ulcères, surtout, où le pus ne séjourne pas longtemps, et où nul indice sensible n'annonce encore sa détérioration , parce qu'ils n'ont pu la concilier ni avec la vie dont les parties solides continuent à jouir, même dans les ulcères les plus malins, ni avec la marche ordinaire de la fermentation putride (1). Cependant une réflexion très-simple aurait dû rectifier leur jugement en ce point ; car l'oxidation ne s'opère d'abord que sur le pus, qui est une substance mise hors de la circulation, et ce n'est que médiatement et par la force corrosive du pus que les parois de l'ulcère sont attaquées et transformées successivement en matière purulente. C'est ainsi que l'effet des escarrotiques, dont on se sert dans le traitement des ulcères externes, n'est autre chose qu'une oxidation complète, qui, sagement employée, tourne à l'avantage du malade, mais qui, provoquée ou prolongée sans nécessité, y perpétue la suppuration.

Parmi les remèdes qui, appliqués inté-

____

(1) Voyez le traité d'un auteur anonyme : *Ueber die Fœulniss lebender und todter thierischer Kœrper.* Hildburgh ; 1795, p. 38 et 39.

rieurement, pénètrent sans se décomposer jusqu'aux vaisseaux exhalans les plus éloignés, on ne connaît encore que le soufre qui à cette vertu, dont il donne des marques sensibles, en réunisse d'autres, par lesquelles il devient propre à remplir quelques conditions essentielles de la troisième indication, et qui convienne, quoique imparfaitement, dans le période de l'ulcération.

Si nous consultons l'expérience avant que de soumettre au raisonnement les propriétés du soufre, nous voyons que son efficacité dans les ulcères des poumons a déjà été reconnue par les pères de la médecine, comme elle l'est par la plupart des modernes. De là les éloges qu'on lui a donnés comme résolutif, comme détersif et comme consolidant. L'on n'avait pas négligé d'attribuer ces succès en partie à la transpiration particulière qu'il excite, laquelle rend une odeur sulfureuse et ternit certains métaux.

De tous les auteurs il n'y en a point qui s'explique plus clairement sur ce remède que Hufeland (1) : « cette transpiration, « dit-il, fait le même effet qu'un gaz sul- « phureux qu'on appliquerait sur la surface « du corps et des poumons ; » c'est pour cela qu'il regarde le soufre « comme favo- « risant particulièrement la transpiration « des poumons ainsi que l'expectoration, « et comme capable de guérir différentes « affections chroniques de la poitrine , « même la phthisie. »

C'est surtout au soufre que j'ai eu recours dans le traitement de cette dernière maladie, uniquement dans la vue de résoudre la phlogose lente ; et c'est à cette résolution que j'ai attribué la plupart des cures heureuses que j'ai opérées quelquefois. Je ne pouvais cependant me rendre autrefois raison, pourquoi certains malades, qui paraissaient dans un état désespéré, étaient promptement

____

(1) Journal der practischen Heilkunde ; Vol. III , N.º 4, pag. 732 , etc.

rétablis, tandis que bien d'autres, prés desquels j'étais appelé dès que l'expectoration purulente s'était établie, ne pouvaient être sauvés par le même traitement, sans cependant que la présence d'aucune cause antécédente et conjointe bien grave eût empêché la guérison; et j'allais me trouver confirmé dans l'opinion généralement reçue qu'il fallait renoncer à chercher une méthode assurée pour la guérison de la phthisie pulmonaire, lorsque la chimie moderne me fournit, il y a quelques années, les éclaircissemens que je cherchais. En effet, il n'est plus difficile de découvrir, au moyen des principes que cette science établit, que du soufre pris intérieurement il se dégage un gaz méphitique, qui, traversant les vaisseaux exhalans, se répand sur la surface du poumon ulcéré, et que c'est à la résistance que ce gaz oppose à l'oxidation que l'on doit en partie les cures heureuses que l'on a obtenues.

Mais d'où viennent les variations constantes observées dans l'effet du soufre ? A moins de vouloir remonter sans cesse à certaines causes particulières, comme sont le siége de l'ulcère, la multiplicité ainsi que la nature des tubercules, et d'autres semblables, il faut rechercher d'abord l'origine de ces variations dans la diversité individuelle de l'action organique du soufre. Si ensuite l'on fait attention que le soufre satisfait malgré cela aux conditions les plus essentielles de la troisième indication, on verra que ces variations proviennent surtout du développement inégal du gaz hydrogène sulfuré, qui, résultant de la combinaison du gaz hydrogène avec le soufre, lorsqu'il est reçu dans les premières voies, ne se forme pas dans la même proportion chez tous les individus.

Comme le gaz hydrogène sulfuré sert à un double but, et qu'il doit satisfaire autant à la troisième indication qu'à celle dont il s'agit, il est indispensable d'en rendre la formation moins inégale et plus abondante,

en substituant au soufre une préparation
sulfureuse qui fournisse constamment une
grande quantité de ce gaz. On choisira, à
cette fin, celui des sulfures dont l'action
organique n'ajoutera pas à celle du soufre.
Ainsi, on rejettera le sulfure de potasse
(foie de soufre à base d'alcali végétal), quoiqu'il engendre une plus grande quantité
de gaz hydrogène sulfuré , et on lui préfèrera le sulfure calcaire (foie de soufre
calcaire), qui s'oppose à l'action délétère
de l'air sans que des contr'indications en
défendent l'usage aussi fréquemment que
celui du soufre, ainsi qu'on le verra plus
bas.

De plus , quoique l'action de l'oxigène
sur le pus ne soit peut-être pas détruite
complétement par l'usage du sulfure calcaire , néanmoins l'ulcère en sera suffisamment garanti, non-seulement quand on y
aura recours dès que l'ulcération séra établie, mais souvent encore quand on l'appli-
quera à des phthisies déjà très-avancées.

De très-légères doses même produiront des effets salutaires, puisque le soufre, l'une des bases du sulfure, se trouve concentré dans les humeurs excrémentielles, lors de son expulsion du système vasculaire. Il suffira d'autant plus de remplir cette indication dans l'ulcération du poumon, que, le pus étant continuellement évacué par l'expectoration, les obstacles particuliers provenant de l'action de l'air atmosphérique, ne peuvent s'accumuler que très-lentement au point d'en éluder l'effet.

Mais, par quelle espèce de gaz, et de quelle manière précise, l'émanation qu'on obtient du soufre rend-elle des services aussi importans dans le traitement de la phthisie pulmonaire? Je ne déciderai point cette question, dont on peut donner deux solutions différentes. Suivant la première, le gaz hydrogène sulfuré, formé par la combinaison du gaz hydrogène avec le soufre, dans les voies de la digestion, et transmis à la masse du sang avec les sucs auxquels il s'est uni, se porte dans son intégrité sur la surface du corps, où, se combinant avec une partie de l'oxigène inspiré, il résiste à l'oxidation. Cette solution suppose l'absorption et l'excrétion du gaz hydrogène sulfuré, si toutefois on peut concilier cette dernière avec l'odeur de la transpiration, qui est celle de la vapeur sulfureuse, et non celle du gaz hydrogène sulfuré.

Suivant la seconde solution, qui est la plus satisfaisante, le gaz hydrogène sulfuré se décompose avant que de parvenir aux différens égoûts, et, laissant échapper le soufre qui s'évapore par la transpiration, il en résulte une vapeur sulfureuse qui préserve le pus de la corruption, en se mêlant à ce dernier, et en s'interposant entre lui et l'air atmosphérique. En ce cas, cette vapeur ferait les mêmes fonctions que les gaz dont il est parlé dans l'expérience d'Ingenhousz, quoique d'une manière moins parfaite ; mais il serait suppléé à cette imperfection par la durée de l'effet qu'opère l'usage du sulfure calcaire.

Telles sont les considérations qui me semblent découler naturellement de la théorie de l'oxidation du pus. Si cependant l'on croyait que l'efficacité du sulfure calcaire dût se borner à la manière dont il remplit la troisième indication, comment expliquera-t-on d'une manière satisfaisante les phénomènes que présentent les divers gaz méphitiques en contact avec un corps blessé, et comment résoudra-t-on les difficultés liées à la guérison d'un grand nombre d'ulcères?

Si des hommes estimables par leurs lumières, mais prévenus, prétendaient que la phthisie est incurable par le sulfure calcaire, et qu'un seul et même remède ne convient pas le plus souvent dans une maladie que mille causes éloignées peuvent faire naître et entretenir; je les conjure au nom de l'humanité, de ne pas sacrifier à leur persévérance dans leur opinion les avantages qu'ils pourraient retirer de l'investigation de mes principes, que je les prie au moins de mettre à l'épreuve en employant ma méthode.

Si d'autres, pour infirmer ma théorie, m'opposaient certains cas où le gaz oxigène doit avoir été utile dans la guérison de la pulmonie, je les invite à suspendre leur jugement jusqu'à ce que cette prétendue utilité de l'oxigène ait été également reconnue pour les ulcères externes, et que la fausseté de l'observation contraire ait été démontrée, ou bien qu'on ait fait voir la différence essentielle qui pourrait exister entre les ulcères externes et entre ceux des poumons.

Je ne crois pas devoir passer sous silence que l'usage interne du sulfure calcaire n'est point nouveau. Selle et Stoll, entre autres, l'ont prescrit dans les engorgemens de la glande thyroïde et dans les écrouelles. C. L. Hoffmann emploie dans plusieurs ma-ladies internes, et dans celles de la peau qui en proviennent, une décoction de sulfure calcaire, dans la préparation duquel il entre de l'antimoine. Hufeland analyse, de la manière la plus solide, l'action du sulfure calcaire et les indications qu'il remplit; mais, quant à cette seconde indication de la phthisie purulente, il n'en dit mot, à moins que le passage cité plus haut ne doive être regardé comme y ayant rapport.

Garnet a fait usage dans la pulmonie, non pas du sulfure calcaire, mais du *Kali sulphuratum* (c'est-à-dire du sulfate de potasse, mêlé de charbons, rougi et pulvérisé, à l'effet de former par là le sulfure de potasse), dans l'intention de détruire la suroxigénation du sang; et néanmoins, quelque impropre qu'ait été ce remède, il en a obtenu un pus de meilleure qualité, une expectoration plus facile et une respiration plus libre (1).

Le sulfure calcaire satisfait donc à la

----

(1) Voyez Beddeos, page 115 — 147; et Duncan, Med. Com. Vol. X, Dec. II, page 368.

seconde indication. Je le fais préparer avec deux tiers de soufre, et un tiers d'écailles d'huîtres (2), que je fais rougir pendant douze minutes dans un creuset couvert; la dose ordinaire est d'un demi-gramme (un demi-scrupule), à prendre de deux en deux heures sous la forme de poudre, qu'on enveloppe avec précaution dans des oublies, ou mieux encore sous la forme de pilules ou de boles, légèrement humectés par une solution de gomme arabique. Cette dose pourra être augmentée s'il en est besoin; mais quelquefois aussi la troisième indication exige qu'elle soit diminuée. Le sulfure calcaire doit être conservé dans des fioles fermées hermétiquement; et, pour en empêcher la décomposition, on ne doit en convertir en pilules que ce qu'il en faut pour la prise d'un jour.

---

(2) On obtient, à la vérité, le même résultat chimique en prenant parties égales de soufre et d'écailles d'huîtres; cependant j'ai toujours préféré la proportion de deux tiers de soufre à un tiers d'écailles d'huîtres, parce que le remède ainsi préparé m'a paru être moins irritant.

ARTICLE X.

Troisième indication.

Préceptes généraux.

La troisième indication consiste dans la résolution de la tumeur inflammatoire qui borde l'ulcère. Comme la suppuration contribue déjà beaucoup par elle-même à dissiper les engorgemens, et que les deux obstacles généraux qui font l'objet des premières indications, cessent de favoriser l'extension de l'ulcère dès que ces indications sont susceptibles d'être remplies; il s'ensuit naturellement que, dans ce second période de la phthisie, les embarras qui gênent la nature seront emportés avec plus de facilité que dans le premier, à moins que la durée ou la complication de la maladie avec quelque virus qui infecte les humeurs, n'occasionne des désordres majeurs dans les poumons, ou que d'autres obstacles particuliers ne s'opposent à la guérison. On a aussi lieu d'espérer que la fièvre phthisique, déjà arrêtée dans sa marche, se perdra insensiblement à mesure que la résolution s'opèrera, de même qu'elle disparaît sans aucun secours de l'art lorsque la nature a rendu la circulation libre dans les parois de l'ulcère et a évacué le pus par une métastase.

On voit donc que la plupart des remèdes qui appartiennent à la troisième indication du premier période, sont superflus dans le cas présent. Je dis plus, je prétends qu'ils peuvent être pernicieux; car, plus ils sollicitent les vaisseaux à la contraction, plus ils les jettent dans l'atonie après leur détension, et plus ils augmentent les congestions et l'éréthisme inflammatoire : effets d'autant plus funestes que l'ulcération a déjà occasioné une diminution considérable dans les forces musculaires; car ce dégré d'atonie, qui est une des causes prédisposantes à la phthisie pituiteuse, est, dans la phthisie puruleuse, l'effet de l'ulcération et de la fièvre phthisique, avec cette différence que, dans le premier cas, le stimulus inflammatoire est plus modéré.

Une conséquence naturelle de ces principes est, 1.º que, lorsque la phthisie est compliquée avec le virus vénérien, qui, parmi les obstacles particuliers provenant de quelque âcreté caractérisée, est sans contredit un des plus remarquables, l'usage du mercure est très-dangereux, quelque indispensable qu'il puisse être d'ailleurs; 2.º, que les dangers sont moindres s'il y a complication avec le scorbut, parce que l'effet des antiscorbutiques est moins funeste; 3.º, que si enfin elle est compliquée avec quelque vice scrophuleux, arthritique, rhumatique ou psorique répercuté, la plupart des remèdes propres à combattre ces affections peuvent être remplacés par ceux qui appartiennent à cette troisième indication.

Le soufre, qui est une des parties constituantes du sulfure calcaire, promet bien plus d'avantages que d'autres altérans. Sans être constamment dépourvu d'inconvéniens, il irrite moins que la plupart des autres résolutifs; il est en quelque sorte tonique, soit qu'il participe de la nature des toniques, soit que sa vertu corroborante dérive d'un stimulus spécifique, que déjà, dans d'autres cas, des faits constatés semblent lui assurer. Son action porte aussi, comme on le sait, immédiatement sur les fluides, et il favorise singulièrement l'exercice des fonctions de la peau, comme nous l'avons déja observé dans la première partie; ainsi la circulation, devenant plus libre par le soufre, les fluides se chargent d'une partie des sucs engorgés, et les charrient dans le torrent de la circulation, d'où ils s'exhalent, tandis que le reste est fondu par l'ulcération. On voit donc que, sous ce rapport, le soufre mérite le premier rang parmi les remèdes qui appartiennent à cette troisième indication.

Les propriétés résolutives du soufre sont secondées par sa combinaison avec la terre calcaire, qui les modifie utilement; car, non-seulement elle excite les fibrilles à de plus fortes oscillations, mais elle change encore immédiatement la disposition des fluides. Il n'entre point dans mon plan d'expliquer ici en quoi consiste cette dernière action de la terre calcaire, que Beaumes cependant a déjà désignée sous le nom de desoxigénation; je craindrais d'empiéter sur les droits des réformateurs illustres de la chimie en m'enfonçant davantage dans les applications de cette science à l'économie animale. Il nous suffit, quant à présent, de connaître cette action par les accidens que le trop long usage de la terre calcaire occasionne, et par la vertu que cette terre possède de résoudre les glandes engorgées, indolentes ou enflammées; vertu qui, ainsi que les propriétés résolutives du soufre, ne peut dépendre de la seule irritation.

Par ce qui vient d'être dit on voit donc déjà que le sulfure calcaire réunit quelques-unes des propriétés importantes qui sont requises pour satisfaire à la troisième indication.

Ce serait néanmoins avoir une idée bien fausse de ce remède, et mal apprécier ses effets, que de prétendre que, chacune de ses bases étant stimulante, il excite une irritation plus forte que le soufre, et que c'est par cette raison qu'il doit lui être préféré. Bien au contraire, comme quelquefois le soufre ne remplit pas l'attente du médecin par la seule raison qu'il est trop irritant, il est clair que, lorsqu'il s'agit d'en rehausser les vertus par une préparation quelconque, on n'y peut parvenir qu'en modérant, et non en augmentant, sa force stimulante. L'on obtiendra cet effet en donnant au soufre une préparation propre à la fois à favoriser sa dissolution, et à en émousser le principe irritant qui, dans trop de conjonctures, a rendu pernicieux ce remède, que sous d'autres rapports on pourrait regarder comme spécifique.

S'il importe de favoriser la dissolution du soufre, c'est qu'on est fondé à présumer que celles de ses vertus curatives qui sont requises par la troisième indication, résident essentiellement, et pour ainsi dire exclusivement, dans cette dissolution. Elle est donc la même que celle qui sert à remplir l'indication précédente, et qui, lorsque le soufre est employé sans aucune préparation, s'opère par le gaz hydrogène, auquel il s'unit dans les organes de la digestion.

Mais d'où viennent les effets nuisibles que le soufre produit très-souvent lorsqu'il n'est soumis à aucune préparation ? Les parties que le gaz hydrogène n'a point dissoutes, augmenteraient-elles chez les sujets irritables les diarrhées colliquatives et les engorgemens, au moyen de quelque agent intermédiaire, inconnu, qui s'unît à elles dans le canal des intestins? ou bien ces accidens doivent-ils être attribués uniquement au soufre dissous par le gaz hydrogène? Je ne déciderai point cette question, et me contenterai de remarquer que le sulfure calcaire obvie également à ces deux inconvéniens.

D'abord, ce sulfure produit plus de gaz hydrogène que le soufre ; car l'on sait que le soufre, combiné avec la terre calcaire, engendre plus facilement, et en plus grande quantité, du gaz hydrogène sulfuré, chaque fois qu'il entre en contact avec quelque humeur aqueuse ; il remplace donc avantageusement une plus grande quantité de soufre qu'on serait obligé d'employer pour obtenir le même produit.

En second lieu, s'il est permis d'admettre quelque analogie entre le gaz hydrogène sulfuré qu'on obtient par cette préparation et entre les sels neutres, ainsi qu'on est fondé de le croire d'après Berthollet, qui a découvert que le gaz hydrogène sulfuré est un acide, on peut en inférer que la combinaison formée par l'union de la terre calcaire avec le soufre, ne possède pas des propriétés aussi irritantes que chacun de ces deux corps en particu-

lier. L'expérience justifie l'idée avanta-
geuse que j'ai donnée du sulfure calcaire,
et confirme les principes sur lesquels je
la fonde. Elle démontre, d'une manière
incontestable, que non-seulement ce sulfure n'augmente pas la diarrhée colliqua-
tive, mais qu'ordinairement il la diminue,
et qu'en somme il occasionne moins souvent les accidens fâcheux qu'on voit succéder à l'usage du soufre. Si des personnes
bien portantes voulaient s'assurer sur elles-
mêmes de l'effet de ces deux remèdes,
elles éprouveraient bientôt que le sulfure
calcaire n'est nullement purgatif.

L'aconit, et à son défaut la cigüe, four-
nira un second moyen essentiel pour la
résolution de la tumeur inflammatoire qui
borde l'ulcère. Les services éminens que
cette plante rend dans le premier période
de la phthisie pulmonaire, indiquent suffisamment ce qu'on doit en attendre dans
celui de l'ulcération. D'ailleurs l'usage de
l'aconit devient indispensable pour arrêter

les progrès de l'inflammation des tubercules crus qui peuvent se trouver encore disséminés dans les poumons, jusqu'à ce que, les ulcères étant cicatrisés, cette inflammation puisse être dissipée totalement par le traitement détaillé dans la première partie.

L'usage journalier des bains tièdes est un troisième moyen propre à satisfaire à la troisième indication. Parmi les bons effets qu'on en retire, le plus remarquable sans doute est qu'en faisant cesser l'irritation de la peau ils diminuent celle qui existe au poumon. Ils favorisent en outre l'absorption de la matière purulente et son évacuation par les vaisseaux cutanés; pourvu toutefois que le malade n'ait pas dépéri au point que l'usage de ce remède, d'ailleurs doux et nullement pénible, doive lui être interdit. Ces avantages prévus sont ordinairement justifiés par l'événement, et il n'est pas rare de voir la guérison retardée dès qu'on interrompt l'usage des bains tièdes.

C'est surtout par leur effet détendant que les bains tièdes concourent utilement avec les correctifs dont nous venons de parler à faire supporter au malade le sulfure calcaire ; car, quelque indispensable que soit l'usage de ce sulfure, il n'est pas toujours entièrement exempt d'inconvéniens. Les bains les préviennent en partie, en accélérant la guérison et en abrégeant par conséquent l'usage prolongé de ce remède.

On voit donc qu'en général les bains tièdes sont d'une nécessité plus urgente dans le période de l'ulcération que dans celui de l'inflammation. Le malade y restera au moins pendant un quart d'heure, en observant de garantir les parties supérieures contre tout refroidissement.

Préceptes pour quelques cas particuliers.

Avant que de finir ce chapitre, je dois ajouter quelques avis sur les précautions exigées par les contre-indications qui peuvent s'offrir en employant le sulfure calcaire.

Si la terre alcaline, la seconde base du sulfure, affaiblissait l'estomac et diminuait l'appétit du malade, ces accidens le jetteraient insensiblement dans un état scorbutique, et l'ulcère, loin de se purifier, adopterait tous les caractères de cette dernière affection, puisque les humeurs qui y croupissent seraient sollicitées à une décomposition d'une espèce différente de celle que nous avons expliquée plus haut. Le sulfure calcaire produit plus aisément cet effet lorsque le malade a d'ailleurs quelques dispositions au scorbut, ou si, en n'observant pas le régime prescrit, il prolonge la maladie, et rend par conséquent l'usage du sulfure calcaire plus long-temps nécessaire.

Si donc l'appétit vient à se perdre, et, en général, si la digestion est viciée, on diminuera la dose du sulfure calcaire ; on aura même recours à l'usage modéré des antiscorbutiques, dans le cas où les gencives se gonfleront ; et si ces précautions sont insuffisantes, on substituera le soufre au sulfure calcaire jusqu'à ce que les symptômes scorbutiques aient entièrement disparu.

Le sulfure calcaire doit encore être donné à petites doses, 1.° lorsqu'il occasionne des coliques ou des envies de vomir, ce qui arrive plus particulièrement aux personnes irritables, et surtout à celles dont les viscères abdominaux sont habituellement engorgés ; 2.°, lorsque la guérison est retardée par des obstacles particuliers, et qu'il y a lieu de craindre qu'il ne surcharge ou n'affaiblisse à la longue l'estomac du malade. J'ai vu la cicatrisation s'opérer au moyen de trois décigrammes (six grains) de sulfure calcaire, pris de deux en deux heures du matin au soir.

Il est inutile de dire qu'en diminuant ainsi les doses de ce remède, on doit prendre en plus grande considération les autres moyens curatifs. On doit aussi, dans les cas dont je viens de parler, administrer de préférence le sulfure calcaire sous la forme de pilules ou de bols, pour ralentir le développement du gaz hydrogène.

Rarement cependant les phthisiques sont-ils sujets aux coliques, s'ils font usage du sulfure calcaire ; et à l'aide de remèdes mucilagineux, ils sont d'abord soulagés.

Plus rarement encore est-on dans le cas de combattre des diarrhées causées ou augmentées par le sulfure calcaire. L'absence, souvent inespérée, de cette contre-indication, provient, sans doute, d'abord de l'action spécifique du sulfure calcaire, sur laquelle j'ai avancé plus haut quelques conjectures ; en second lieu, du rétablissement des fonctions cutanées, et de la prompte décroissance de la fièvre phthisique, ainsi que de la maladie.

On s'abstiendra totalement du sulfure calcaire, aussi bien que du soufre, chaque fois qu'il survient une hémoptysie. On serait fondé, en ne considérant que l'action de ce remède, à appréhender souvent cet accident, surtout chez des personnes irritables; cependant les hémoptysies sont très-rares, parce que les orifices des vaisseaux érosés s'oblitèrent et se ferment, autant par contraction que parce que ces vaisseaux s'obstruent de la partie fibreuse du sang.

C'est à ces deux causes que Reid, ou plutôt Stark, attribue la rareté des hémoptysies, auxquelles les phthisiques seraient sans cela très-exposés par rapport à l'action rongeante du pus sur les vaisseaux.

Dans les cas moins fréquens où l'hémoptysie survient, on suspendra donc l'usage du sulfure calcaire jusqu'à ce qu'elle ait été arrêtée par les remèdes convenables; puis on le fera reprendre au malade, mais à de petites doses seulement, qu'on augmentera graduellement.

Pour obvier aux contre - indications autres que l'hémoptysie, il paraît convenable de préférer aux petites doses du sulfure calcaire, ou au soufre, lorsque celui-ci est indiqué, une préparation du sulfure cal-

caire, nommée eau hépatisée, et qui se fait
de deux manières. L'on semblerait même
fondé à attendre en général de plus grands
secours de cette eau que de tout autre
remède sulfureux, parce que, préparée suivant la méthode usitée, elle conserve le principe curatif sans alliage, et que, préparée
suivant l'une ou l'autre des deux méthodes
connues, elle embarrasse moins les voies
de la digestion, et produit par conséquent
une plus grande quantité de gaz hydrogène
sulfuré. A cet avantage se joint celui que
l'air de la chambre du malade est impré-
gné de ce gaz par le débouchement fréquent des fioles où l'eau hépatisée est ren-
fermée.

Cependant, je ne le dissimule pas, son
usage a aussi ses inconvéniens : d'abord,
l'odeur très-fétide qu'elle répand pourrait
éloigner beaucoup de malades de son usage;
en second lieu, chaque dose devant être
attiédie dans un vase plein d'eau chaude,
on conçoit que cela ne peut se faire sans

une perte considérable de gaz hydrogène sulfuré. Il existe un troisième inconvénient pour celle des deux espèces d'eau hépatisée qui n'a pas de parties alcalines; c'est la difficulté de sa préparation, qui la rend très-chère, et empêche qu'on ne se la procure partout.

La seconde espèce est plus facile à obtenir. Je me servirai, pour la faire connaître, des paroles mêmes de Hahnemann, qui en décrit ainsi la préparation : « On prend « une bouteille, dans laquelle on verse « deux livres d'eau tiède; on y met une « demi-once de foie de soufre pulvérisé, « mêlé avec cinq gros de crême de tartre; « on bouche aussitôt le vase, et on remue « le mélange pendant dix minutes : après « que la poudre la plus grossière s'est pré- « cipitée, on décante le liquide fétide et « laiteux qui surnage, dans un autre vase, « qu'on bouche de même. On donne à « boire au malade de cette liqueur, en « observant de reboucher chaque fois la

« bouteille dès qu'on en a pris la dose
« prescrite (1). »

Cette seconde sorte d'eau hépatisée convient le mieux dans la plupart des cas,
parce que, sans contenir presque de tar-
trite de chaux, elle tient en dissolution
une très-petite quantité de cette terre alcaline qui domine dans le sulfure calcaire,
et qui, ayant perdu son acide carbonique
par le grand degré de chaleur qu'on lui
fait subir dans la préparation , devient
aussi dissoluble dans l'eau. Cette dissolution de terre alcaline n'est cependant pas
assez forte pour qu'on ait à craindre que
cette eau n'occasionne de bonne heure des
accidens scorbutiques.

L'eau hépatisée pure doit être préférée
si des accidens scorbutiques défendent
l'usage de celle préparée de la dernière
sorte, ainsi que du sulfure calcaire.

Un dernière contre-indication consiste

______

(1) Hahnemann's Abhandlung von der, Arsenik-Vergif-
tung. Leipz. 1786, p. 223.

dans l'intensité de l'inflammation dont seraient affectés l'ulcère, ou les tubercules crus, qui compliquent la maladie. Ainsi, tant que l'oppression sera douloureuse, la respiration pénible, la toux véhémente et l'expectoration difficile, on ne pourra employer le sulfure calcaire, à moins que l'inflammation n'ait été appaisée par les moyens usités. Il faudra de même surseoir à l'emploi de ce sulfure tant qu'il y aura saburre dans les premières voies, ou que la fièvre pththisique sera compliquée avec une maladie quelconque qui en défende l'usage.

Mais si aucune de toutes ces contre-indications ne se présente, on remarquera, dans les cas désignés plus haut, qu'en suivant le traitement dont je viens de parler, la respiration deviendra en peu de jours plus libre et l'expectoration plus facile; que celle-ci diminuera même insensiblement, ainsi que la toux et la fièvre phthisique; que toute oppression douloureuse à la poitrine cessera, et qu'enfin l'ulcère sera réduit à l'état des abcès qui succèdent à l'inflammation aiguë, et qui sont plus susceptibles d'être guéris que lorsqu'ils sont engendrés par l'inflammation chronique : ainsi la cicatrisation sera accélérée, et avec elle disparaîtront tous les symptômes de la maladie.

Il peut néanmoins arriver que, chez des sujets faibles, l'ulcère ne se cicatrise pas aussi promptement qu'on devait l'espérer. Pour obvier à la faiblesse qui en est la cause, et qui retarde quelquefois la guérison, comme obstacle particulier, on recourra, après que l'inflammation aura été dissipée, au café de glands, qui est tonique, et qui provoque les fonctions de la peau.

Si cet adjuvant ne suffit pas pour ranimer les forces du malade, on ordonnera le quinquina; c'est l'époque la plus convenable pour en faire usage. Cependant on ne peut s'en promettre de secours certains, parce que la grande faiblesse à laquelle il doit remédier, ne peut d'ordinaire avoir lieu sans être accompagnée d'obstacles majeurs. Si le quinquina augmente la diarrhée, on lui préfèrera le lichen d'Islande ou bien l'écorce de saule.

Régime.

Ordinairement la boisson adoucissante, convenable dans le premier période de la maladie, est aussi celle dont le malade doit faire usage pendant tout le cours de la phthisie confirmée. J'excepte des ingrédiens de la boisson le nître, qui entretient le devoiement et l'affaissement du malade. La boisson doit toujours être tiède, et, en aucun cas, elle ne peut être remplacée, quand ce ne serait que très-rarement, par quelque autre liquide tant soit peu échauffant.

La douce-amère fournit de même une boisson très-appropriée à cette époque; elle concourt efficacement, comme je l'ai déjà observé dans la première partie, à la résolution de la tumeur inflammatoire qui borde l'ulcère. C'est à cette vertu qu'on doit attribuer les éloges qui lui ont été donnés par quelques médecins, comme étant leur unique ressource dans la phthisie pulmonaire. L'expérience m'a fait voir qu'outre qu'elle sert à détruire certains obstacles particuliers, elle est souvent indispensable, et que par conséquent elle doit, dans bien des cas, entrer dans la boisson du malade dès l'origine du traitement.

Je ne me suis pas assuré par moi-même si le polygale amer procure les mêmes avantages; mais, à en juger par les observations qui ont été recueillies sur cette plante, on doit en espérer quelques secours.

Quoique le malade doive s'abstenir avec le plus grand soin de tout aliment indigeste, venteux ou âcre, et qu'il doive mesurer ses alimens avec la plus grande précaution, pour ne pas surcharger son estomac, il faut cependant que sa diète soit proportionnée à la perte des humeurs qu'il essuie

par l'ulcération ; la nourriture animale
devra donc à cette époque être combinée
avec les végétaux. Néanmoins l'exacerba-
tion du soir exige que le malade s'abstienne
de viande au souper, et, pour ne pas donner lieu à des diarrhées colliquatives, auxquelles les phthisiques sont très-enclins, il
n'usera de fruits qu'avec modération.

Si le malade est constipé, on y pour-
voira par des lavemens.

Quant au régime en général, tout ce qui
a été dit relativement au premier période,
et dont je n'ai pas fait mention en parlant
de la première indication, doit être ponc-
tuellement observé dans celui-ci. En pré-
sentant cette partie du régime comme
première indication, quoiqu'elle ne con-
tienne aucune vue thérapeutique particulière, mon intention principale était
d'appuyer sur la nécessité de l'observer
avec rigueur.

Autant qu'il est essentiel, dans le période
de l'inflammation, de ne pas rassurer indis-

crètement le malade sur son sort pour ne pas fomenter en lui le penchant presque insurmontable à l'indocilité ; autant il est nécessaire, dans celui de l'ulcération, de relever avec discrétion son espoir, et d'empêcher qu'il ne tombe dans l'abattement. Personne n'ignore que l'espoir seul a souvent produit, pendant plusieurs jours, un allégement sensible des symptômes de la maladie, soit que le malade se fût confié tout à coup à un autre médecin dont l'habileté lui avait été vantée, soit que le médecin qui possédait sa confiance lui eût prescrit un nouveau remède dont il lui avait préconisé les vertus, ou que seulement il lui eût administré comme nouveau le même remède donné sous une autre forme.

Article XI.

Conduite à tenir après la guérison.

La prudence exige que le traitement prescrit pour la phlogose lente soit continué aux convalescens du premier, ainsi que du second période, jusqu'à ce que le rétablissement parfait des fonctions du poumon ait fait connaître que le danger d'une rechute dans le premier période n'est plus imminent. Il faut surtout les exhorter vivement à recourir sans retard aux remèdes, si par événement cette rechute, à laquelle ils continuent encore long-temps à être enclins, a réellement lieu. A plus forte raison doit-on se garder de renvoyer, comme entièrement rétablis, ceux qui, après que l'ulcère a été cicatrisé, présenteraient encore quelques indices de vomiques non ouvertes, ou de tubercules dont la résolution n'aurait point été opérée.

Il est superflu, je pense, de dire que la phthisie pituiteuse exige le même traitement; aussi ne m'étendrai-je point sur cet objet. J'observerai seulement que les malades peuvent tomber dans une erreur dangereuse, contre laquelle il faut les prémunir, lorsque des tubercules qui ont été rebelles

au traitement les font retomber du période
de l'ulcération dans le premier période de
la phthisie pituiteuse , et que, par cette
légèreté surprenante qui est l'apanage de
ces sortes de malades , ils s'imaginent, à
cause de la longue durée du traitement,
n'avoir jamais été attaqués de la phthisie
pulmonaire. Au moment même où je mets
la dernière main à la rédaction de ce petit
traité , je vois avec douleur une jeune
personne relevée d'une phthisie scrofuleuse
confirmée, qu'un pareil raisonnement fait
se précipiter aveuglément au-devant d'une
seconde attaque de la fièvre phthisique (1).
Ces malades se sentent, il est vrai, déli-
vrés de la fièvre ; mais, comme l'expectoration et les autres accidens de la maladie
continuent jusqu'à ce que les tubercules
et les engorgemens des viscères du bas-
ventre, qui les accompagnent d'ordinaire,
aient entièrement disparu , ils sont très-

______

(1) Cette personne est morte depuis de cette seconde
attaque.

portés à mépriser les avis salutaires du médecin instruit de leur véritable situation, et à prêter l'oreille aux insinuations de ceux qui font consister toute leur maladie dans les obstructions des viscères du bas-ventre.

ARTICLE XII.

Corollaires.

Les principes sur lesquels repose l'éloignement des obstacles généraux qui s'opposent à la guérison de la phthisie confirmée, et la manière d'agir des remèdes proposés, expliquent suffisamment,

Combien le traitement général lève d'obstacles particuliers, parmi lesquels il en est peu qui pendant l'ulcération soient susceptibles d'autres secours;

Sous quelle condition la phthisie héréditaire doit être réputée aussi peu incurable que les autres;

Quels services le sulfure calcaire peut rendre dans les autres fièvres phtisiques;

Quelle doit être son utilité dans la chirurgie, où il peut être combiné avec l'assa-
fœtida, remède d'ailleurs échauffant, que,
depuis Schmucker, l'on emploie avec succès dans la carie des os, et qui n'agit sans
doute que par l'émanation de ses molécules, qui ne se décomposent pas dans
l'ulcère !

Tel est le résultat d'une expérience de
plusieurs années sur la phthisie pulmonaire.

Puissent ces recherches écarter de la
partie souffrante de l'humanité un de ses
plus redoutables fléaux ! Puisse leur utilité
reconnue m'accorder un jour la plus douce
des récompenses, le bonheur d'avoir servi
mes semblables en ami désintéressé !

F I N.

ERRATA.

Page 72 , *ligne* 7 , déclarées ; *lisez* déclarée.

—— 79 , —— 10 , 11 , vices de constitution , acquis, habituels ; *lisez* , vices de constitution habituels, acquis.

—— 95 , *note* , *ligne* 2 ; Pag. 148 et suiv. il dit ; *lisez* , pag. 8 , 148 et suiv. Il dit , p. 8.